最新 臨床工学講座

医用電気工学 1

|監修| 一般社団法人
　　　日本臨床工学技士教育施設協議会

|編集| 戸畑　裕志
　　　中島　章夫
　　　福長　一義

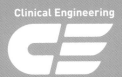

医歯薬出版株式会社

【編　者】

戸畑裕志（とばたひろし）　九州医療科学大学生命医科学部生命医科学科

中島章夫（なかじまあきお）　杏林大学保健学部臨床工学科

福長一義（ふくながかずよし）　杏林大学保健学部臨床工学科

【執筆者および執筆分担】

中島章夫（なかじまあきお）　杏林大学保健学部臨床工学科

　　第1章，第2章，第3章

福長一義（ふくながかずよし）　杏林大学保健学部臨床工学科

　　第4章

戸畑裕志（とばたひろし）　九州医療科学大学生命医科学部生命医科学科

　　第5章，第6章

佐藤　求（さとうもとむ）　元群馬パース大学保健科学部臨床工学科

　　付録1

This book is originally published in Japanese
under the title of :

SAISHIN-RINSHOKOGAKUKOZA IYOUDENKIKOUGAKU 1
(The Newest Clinical Engineering Series　Study of Medical Electorical Engineering 1)

Editors :
TOBATA, Hiroshi et al.
TOBATA, Hiroshi
　Professor, Kyushu University of Medical Science

© 2025　1st ed.

ISHIYAKU PUBLISHERS, INC.
　7-10, Honkomagome 1 chome, Bunkyo-ku,
　Tokyo 113-8612, Japan

『最新臨床工学講座』の刊行にあたって

　日本臨床工学技士教育施設協議会の「教科書検討委員会」では，全国の臨床工学技士教育養成施設（以下，CE養成施設）で学ぶ学生達が共通して使用できる標準教科書として，2008年から『臨床工学講座』シリーズの刊行を開始しました．シリーズ発足にあたっては，他医療系教育課程で用いられている教科書を参考にしながら，今後の臨床工学技士育成に必要，かつ教育レベルの向上を目的とした教科書作成を目指して検討を重ねました．刊行から15年が経過した現在，本シリーズは多くのCE養成施設で教科書として採用いただき，また国家試験出題の基本図書としても利用されています．

　しかしながらこの間，医学・医療の発展とそれに伴う教育内容の変更により，教科書に求められる内容も変化してきました．そこでこのたび，臨床工学技士国家試験出題基準の改定〔令和3年版および令和7年版（予定）〕，臨床工学技士養成施設カリキュラム等の関係法令改正，タスク・シフト／シェアの推進に伴う業務拡大等に対応するため，『最新臨床工学講座』としてシリーズ全体をリニューアルし，さらなる質の向上・充実を図る運びとなりました．

　新シリーズではその骨子として以下の3点を心がけ，臨床工学技士を目指す学生がモチベーション高く学習でき，教育者が有機的に教育できる内容を目指しました．

　①前シリーズ『臨床工学講座』の骨格をベースとして受け継ぐ．
　②臨床現場とのつながりをイメージできる記述を増やす．
　③紙面イメージを刷新し，図表の使用によるビジュアル化，わかりやすい表現を心がけ，学生の知識定着を助ける．

　医療現場において臨床工学技士に求められる必須な資質を育むための本教科書シリーズの意義を十分にお汲み取りいただき，本講座によって教育された臨床工学技士が社会に大きく羽ばたき，医療の発展の一助として活躍されることを願ってやみません．

　本講座のさらなる充実のために，多くの方々からのご意見，ご叱正を賜れば幸甚です．

2024年春

日本臨床工学技士教育施設協議会　教科書検討委員会
最新臨床工学講座　編集顧問

iv

序

　医用電気工学1（臨床工学講座初版：2009年7月発行）を，改訂する運びとなった．

　本書の執筆の方針は初版より受け継がれている．すなわち，臨床工学技士法誕生から現在までの臨床工学技士教育に欠けているものは何か．今後「臨床工学」という学問体系を構築していくために必要な基礎知識は何か．「工学的なセンス」を磨くための教育方法はどうしたらよいか．

　これらの一助となるようにと初版を執筆したが，「言うは易く」で思うほど成果が上がらなかった．この間，学生さん，教育現場の指導者の方々より多くのご意見を賜り，その意見を反映すべく改訂版を発行することとなった．

　今後，臨床工学技士を目指して本書で学習する学生諸君は，いわゆる「ゆとり教育」から「新課程教育」の出身へ切り替わり，理系教育を受けてくる学生が多くなると期待している．しかし，現実には，必ずしも理系の教育を受けた学生ばかりではない．このような学生にも「医療機器の作動に不可欠な電気の役割」の基本が理解できるよう，できるかぎり表現を工夫した．

　第1章では，身の周りに存在する科学的な現象について，第2〜3章では，オームの法則，キルヒホッフの法則を中心とした直流回路（抵抗の直列接続，並列接続）について，電圧と電流の関係を記述した．さらに第4章は，医療機器の動力源であるエネルギー（電力）について直流を中心に記述した．

　第5章からは前章までの直流回路をふまえて，交流の基本的な表し方や受動素子（抵抗，インダクタ，キャパシタ）に対する電圧と電流の関係を中心に述べている．交流では電圧，電流の大きさのみならず，両者の時間関係（位相）が重要となるので，これらの関係を表現する方法として，ベクトル表示で基本を学習したのち，記号法（複素表記）による演算を行う学習を取り入れた．

　また，CR回路については，臨床工学講座初版の第5章でCRフィルタ回路，第6章で過渡現象を説明していたが，本書では第6章にCR回路として，CRフィルタ回路の周波数特性および過渡特性と両者の関連について記述し，医用電子回路への橋渡しとした．また，Tipsではより進んだ考え方を中心に説明し，各章の章末には学習した内容を確認してステップアップできるように演習問題を多くした．

　本書は，臨床工学における医療機器の作動原理を理解するための医用電気工学の基本的な学習を目指し「現象を理解させること」を主目的としたが，浅学のた

め厳密さを欠く表現など多々あろうと思う．初版同様にご批判やご指導をいただ
ければ幸いである．

2025年1月

戸　畑　裕　志
中　島　章　夫
福　長　一　義

臨床工学講座 『医用電気工学』 の序

　臨床工学技士法誕生から現在までの臨床工学技士教育に欠けているものは何か. 今後,「臨床工学」という学問体系を構築していくために必要な基礎知識は何か.「工学的なセンス」を磨くための教育方法はどうしたらよいか. ──これらは, 臨床工学技士になるための教育課程の中で, これまで真剣に取り組まれてこなかった事項であると認識しておく必要があるだろう. こうした状況をふまえて本書は, 次の4つのポイントについて十分に配慮した内容となっている.

　①本書の内容が, 臨床工学課程に入学した学生が「最初」に学ぶ工学関連の1分野であることを念頭に置き, 電気工学・電気磁気学を学ぶうえで,「いかに電気（物理）嫌いにならずに興味をもちながら学習・理解できるか」について留意した.
　②本書は電気工学・電磁気学の基礎知識を医療領域で応用することを目指す学問の教科書である. 日進月歩で進化する医療機器の原理となる電気的知識に関して理解を深め,「高校物理レベル（基礎）から, 将来臨床工学技士として活用できるレベル（医療領域での応用）まで到達すること」ができる内容であることを目指した.
　③本書で学ぶ学生が「ゆとり教育」出身であり, 身の周りに存在する科学的な現象について, 十分に「考え, 推論し, 疑問を投じ, 異見を聞き, また考える」という教育経験を受けてきていない場合も少なくない. そうした多くの学生の教育に携わる教員にとっても, 本書が「教授しやすい内容・構成である」ように配慮した.
　④最後に, 医療現場において他医療従事者より臨床工学技士が優位でなければならない点は,「電気的（物理的）センス」をもっていることだと常々感じている.「電気的センス」とは例えば,「電池」は日常でも医療現場でも様々な製品や機器に使われているポピュラーなエネルギー源であるが「使用前後の電池の質量は変わるのか?」…といったような疑問をもつことである. 本書には, 読者がたくさんの「電気的センス」という抽出をつくることができるような情報も数多く収載した. それらは将来, 読者が患者さんの命を預かる臨床工学技士として, 各種医療機器や病院電気設備などの理解や安全管理をする際にも参考になるであろう.

　本書は, 従来型の電気工学関連の教科書・参考書とは一線を画した内容・構成を目指し, 苦労を重ね執筆していただき, 編集を行った. そのため, 原理や公式の説明だけにとらわれずに「現象を理解させること」を目的として, 電気・物理

的現象の基礎について高校物理を学んでいない学生にも理解できる工夫（身の周りや医療機器につながる「Tips」の概説や，視覚的素材を取り入れた解説など）を凝らした．また学生が自分でも理解度を確認できるよう，本文中に簡単な演習問題を織り交ぜ，更にステップアップのために各章末にはexerciseを数問用意した．

　臨床工学技士を目指す学生諸君のみならず教育現場の第一線で活躍されている教員の方々におかれても，「臨床に必要な電気的基礎を理解し，センスをもって臨床で応用できる力を養う」手引きとして本書が，臨床工学技士教育向上のために寄与できるものと信じている．

2008年11月

戸 畑 裕 志
中 島 章 夫

最新臨床工学講座　医用電気工学 1

CONTENTS

「最新臨床工学講座」の刊行にあたって ……………………………………… iii

序 ……………………………………………………………………………………… v

臨床工学講座『医用電気工学』の序 ……………………………………… vii

第 1 章　電気とは　　　　　　　　　　　　1

1　身のまわりの電気現象と電気の学び方 ……………………………… 1

2　静電気から学ぶ電気現象 ………………………………………………… 5

3　電気の正体は? ………………………………………………………………… 9

4　医療機器に欠かせない電気の役割 …………………………………… 9

第 2 章　電流と電圧の関係　　　　　　　13

1　電流が流れる現象とは ……………………………………………………… 13

2　電荷と電流の関係 …………………………………………………………… 15

3　電圧・電位の関係とその表し方 ……………………………………… 16

　　　　　✤章末問題 ………………………………………………………………… 18

第 3 章　直流回路　　　　　　　　　　　19

1　電気回路とは ………………………………………………………………… 19

2　オームの法則 ………………………………………………………………… 22

3　抵抗の接続と電圧降下 …………………………………………………… 26

4　合成抵抗（直列・並列接続） …………………………………………… 28

5　複雑な回路における解法 ………………………………………………… 33

　　1. キルヒホッフの法則 …………………………………………………… 33

　　2. 重ねの理 …………………………………………………………………… 36

　　3. テブナンの定理 ………………………………………………………… 37

6　抵抗の測定方法 ……………………………………………………………… 38

　　1. テスタによる測定 ……………………………………………………… 39

　　2. 電圧・電流計法 ………………………………………………………… 40

7　未知抵抗の測定（ブリッジ回路） …………………………………… 42

ix

8 電圧・電流の測定 44
　　1. 直流電圧の測定 44
　　2. 直流電流の測定 46

9 電圧源の接続と内部抵抗 50
　　❖章末問題 58

第4章　電流の発熱作用と電気エネルギー　　61

1 仕事とエネルギー 61

2 ジュール熱 63
　　1. ジュールの法則 63
　　2. 電流による発熱作用 63

3 電力量 65

4 電力 65

5 電力量と電力の実際 66

6 供給電力の最大化 68

7 送配電 69
　　1. 送配電効率 69
　　2. 送配電の実際 70
　　3. 系統接地 71
　　4. 感電と漏電 71
　　❖章末問題 73

第5章　交流回路　　75

1 交流と直流 75
　　1. 交流と直流の違いとは 75

2 商用交流電源と［100 V 単相交流］の表し方 77
　　1. 商用交流電源とは 77
　　2. 商用交流電源の波形 78

3 正弦波交流の表し方 79
　　1. 変化の速さ（周期，周波数，角速度）....................... 80
　　2. 位相，位相差 82
　　3. 電圧・電流の大きさ 82
　　4. 波高率と波形率 86

4 交流の表示方法（ベクトル表示）................................ 87
　　1. ベクトルを使っての表示法 87
　　2. 正弦波のベクトル表示 89

5 交流に対する素子の特性（抵抗, キャパシタ, インダクタ） …… 90
　1. 抵抗の働き ………………………………………………………… 90
　2. インダクタの働き ………………………………………………… 92
　3. キャパシタの働き ………………………………………………… 94

6 交流電流を妨げるもの ………………………………………………… 96
　1. 交流に対する各リアクタンスの性質 ………………………… 96
　2. インピーダンスとアドミタンス ………………………………… 97

7 直列回路 ………………………………………………………………… 98
　1. RL 直列回路 …………………………………………………… 98
　2. RC 直列回路 ………………………………………………… 100
　3. RLC 直列回路 ……………………………………………… 101

8 並列回路 ……………………………………………………………… 104
　1. RL 並列回路 ………………………………………………… 104
　2. RC 並列回路 ………………………………………………… 106
　3. RLC 並列回路 ……………………………………………… 106

9 記号法（交流の複素数表記） ……………………………………… 110
　1. ベクトルの極表示と直交表示 ……………………………… 110
　2. 記号法 ………………………………………………………… 111
　3. 記号法による直列回路 ……………………………………… 113
　4. 記号法による RLC 並列回路 …………………………… 115

10 共振 ………………………………………………………………… 117
　1. 直列共振回路 ………………………………………………… 117
　2. 並列共振回路 ………………………………………………… 120

11 交流の電力 ………………………………………………………… 121
　1. 交流の電力の表し方 ………………………………………… 121
　2. 電力の式の関係（皮相電力, 有効電力, 無効電力） …… 125
　　✤章末問題 ……………………………………………………… 127

第6章 *CR*回路 　　131

1 *CR*回路を用いたフィルタの種類 ………………………………… 131
　1. ハイパスフィルタ ……………………………………………… 132
　2. ローパスフィルタ ……………………………………………… 133

2 過渡現象 ……………………………………………………………… 134
　1. CR 直列回路の充電現象 ………………………………… 135
　2. CR 直列回路の放電現象 ………………………………… 139
　3. CR 直列回路と方形波パルス …………………………… 140
　4. 医療機器での CR 直列回路 ……………………………… 143
　　✤章末問題 ……………………………………………………… 146

付録

147

1 電気に必要な数学の基礎 ……………………………………… 147
    A   指数と対数 ………………………………………… 147
    B   有効数字 …………………………………………… 150
    C   三角関数 …………………………………………… 151
    D   虚数の取り扱いと複素数 ………………………… 156

2 電気・電子に関する単位（物理量）と図記号 …………… 161
    A   単位と文字 ………………………………………… 161
    B   図記号 ……………………………………………… 163

3 抵抗器のカラーコード（5本線式）と各種抵抗器 ……… 166

4 臨床工学技士　国家試験出題基準（医用電気電子工学） …… 168

             ❖章末問題の解答 ………………………………… 171

    索引 ……………………………………………………… 181

Tips CONTENTS ……………………………………………………

第1章　電気とは
マインドマップとは ……………………… 3
静電誘導とは ……………………………… 7
放電とは …………………………………… 8

第2章　電流と電圧の関係
電流 ………………………………………… 14
アンペア（A）とクーロン（C）……… 15
管の中の流れ ……………………………… 17

第3章　直流回路
回路 ………………………………………… 20
ジュール熱 ………………………………… 21
電子回路と電気回路の違いは？ … 22
ガルヴァーニ電池 ………………………… 23
比例とは …………………………………… 23
導体・不導体・半導体 ………………… 24
（豆）電球でオームの法則の
　　実験は御法度！？ ………………… 25
クリスマスツリーの電球 ……………… 28
キルヒホッフの第二法則 ……………… 33

電圧計と電流計 …………………………… 41
ブリッジ回路の応用例：
　　血圧トランスデューサ
　　（ストレインゲージ）………………… 43
電池 ………………………………………… 51
エボルタ電池 ……………………………… 55

第4章　電流の発熱作用と
**　　　　電気エネルギー**
電気メス …………………………………… 64

第5章　交流回路
電気角 ……………………………………… 81
積分による平均値の求め方 …………… 84
積分による実効値の求め方 …………… 86
電気工学で使用されるタンス …… 97

第6章　*CR*回路
過渡現象の式の求め方 ………………… 137
時定数の単位 ……………………………… 138
*LR*回路の過渡現象 …………………… 144

『医用電気工学2』目次

第1章　電磁気学
　①物質の電気的性質　　　　　　　②電磁場
　③電磁気学

第2章　電荷と電界
　①電荷　　　　　　　　　　　　　②電界
　③電気力線と電束　　　　　　　　④ガウスの法則

第3章　電圧と電位
　①仕事　　　　　　　　　　　　　②ポテンシャルエネルギー
　③電圧と電位

第4章　静電界の性質
　①導体，絶縁体，真空　　　　　　②導体と静電界
　③誘電体と静電界　　　　　　　　④真空と静電界
　⑤静電界の性質

第5章　電流と抵抗
　①電流

第6章　キャパシタ（コンデンサ）
　①コンデンサの役割　　　　　　　②静電容量の大きさ
　③誘電率の大きさ　　　　　　　　④導体形状の違いによる静電容量の大きさ
　⑤コンデンサの種類と容量の表示方法　⑥キャパシタの合成容量
　⑦キャパシタが蓄えるエネルギー　⑧キャパシタの充放電

第7章　磁気の性質
　①磁石の力と磁界　　　　　　　　②磁極におけるクーロンの法則
　③磁界の大きさ　　　　　　　　　④磁束と磁束密度
　⑤磁化とヒステリシス

第8章　電流がつくる磁界
　①電流による磁界　　　　　　　　②円電流がつくる磁界
　③ローレンツ力

第9章　電磁誘導
　①ファラデーの法則　　　　　　　②レンツの法則
　③誘導起電力の大きさ　　　　　　④フレミングの右手の法則

第10章　インダクタ（コイル）
　①インダクタンス　　　　　　　　②自己誘導
　③相互誘導　　　　　　　　　　　④インダクタに蓄えられるエネルギー

第11章　電磁力
　①電磁力とは　　　　　　　　　　②フレミングの左手の法則
　③電流力　　　　　　　　　　　　④電磁力による仕事

第12章　電力装置
　①電力装置とは　　　　　　　　　②変圧器（トランス）
　③コンバータとインバータ　　　　④電動機（モーター）
　⑤発電機

第13章　電磁波の性質
　①ヘルツの実験　　　　　　　　　②電磁波の種類と性質
　③電磁波の放射と伝搬　　　　　　④電磁波障害とノイズ対策

【最新臨床工学講座　編集顧問】

菊地　眞（医療機器センター）

篠原一彦（東京工科大学）

守本祐司（防衛医科大学校）

中島章夫（杏林大学）

福田　誠（近畿大学）

堀　純也（岡山理科大学）

浅井孝夫（順天堂大学）

第 **1** 章 電気とは

1 身のまわりの電気現象と 電気の学び方

　現在私たちの生活のなかで"電気"のお世話にならないものはない，といっても過言ではないくらい電気は役立っています．雷が電気現象であることを確認したベンジャミン・フランクリンや，白熱電球の改良・発明をしたトーマス・エジソンも，電気に依存した現世を予言できていたでしょうか？

　私たちの生活には欠かせないその電気ですが，一方で"電気"が一般に目にみえる現象でなかったり，ビリビリ感電して痛い思いをしたり，あるいは私たちが意識していないところで"電気"が活躍しているため，いざ"電気"のことを学習しようとすると，「電気は難しい」という抵抗（これも電気の言葉ですね）感が先立ってしまうのもまた事実でしょう．「電気とは何か？」という質問にすぐに答えられる人は少ないのではないでしょうか？　電流や電荷といった言葉を聞いたことはあっても，これらはどのような現象・原理なのか説明できますか？

　そこでまず，ここでは身のまわりの電気現象（**表1-1**）について理解を深めることで，電気回路や電気工学の最初の知識とセンスを養うことにしましょう．

　さて，表1-1に掲げた身のまわりの電気現象について，どのくらい説明できましたか？　また，普段から疑問に思っていたことに当てはまる現象はあったでしょうか？

　本書ではこれらの現象の基礎を学んでいくわけですが，まずはこれら身のまわりの電気現象に興味をもち，それら電気的な基礎の理解に役立つ1つの方法，**マインドマップ**を紹介しましょう．

　マインドマップとは，1970年代の初めにトニー・ブザンによって考案され，ヨーロッパで広まった効果的な記憶・発想・連想の技法で，普段頭の中にある考えやアイデアを構造化して明確にできる方法の1つです．やり方は，まず自分がテーマにあげたいキーワードや核心的なアイデアを紙の中央に1つ描き，外に向かって枝（ツリー）形式で関連する事項やキーワードを展開し，ビジュアルに記録していきます（**図1-1**）．文章表記（普通のノートへの記述など）とは異なり，リズム，パターン，

身のまわりの電気現象と電気の学び方　1

表1-1 身のまわりの電気現象

	電気現象の例	簡単な説明	関連項目
1	雷とは何だろう？	雷は雲に生じた静電気が地面などに放電する現象である.	静電気（第1章）
2	コピー機が複写できるのはなぜ？	静電気と光を利用して原稿の濃淡を見分けている.	静電気（第1章）
3	電球が光るのはなぜ？	フィラメントで発生するジュール熱を光エネルギーに変換している.	ジュール熱（第4章）
4	電気料金はどうやって計算されているの？	電気を使う時間が長いほど電力量は大きくなる.	電力量（第4章）
5	蛍光灯はどのような仕組みで光る？	真空放電によって流れる電流のエネルギーを光エネルギーに変えている.	放電（第1章）
6	オーロラはどうして起きるの？	蛍光灯と同じ発光現象. 太陽から飛んでくる電子や陽子が地球の大気にぶつかって発光する大気光という自然現象の1つ.	放電（第1章）
7	電線に留まっている鳥やカラスはどうして感電しないの？	電位差がなければ電流は流れない.	電流と電圧の関係（第2章）
8	コードレス電話機や電動歯ブラシの充電器に金属接点がないのに充電できるのはなぜ？	機器と充電器に入っているコイルの相互誘導作用で電気エネルギーが伝わる.	相互誘導と相互インダクタンス（医用電気工学2第10章）
9	磁石に釘がくっつくのはなぜ？	強磁性体は磁石のつくる磁界から受ける力に引き寄せられる.	磁界（医用電気工学2第7章）
10	方位磁石が北を向くのはなぜ？	磁針が地球の磁界から力を受けるため, 北を向く.	磁界（医用電気工学2第7章）
11	掃除機のモータはどのような仕組みで回る？	電流が磁界から受ける力を利用している.	モータの仕組み（医用電気工学2第12章）
12	発電所ではどのように電気をつくっているの？	磁石の中でコイルを回転させると電気が生じる.	発電機（医用電気工学2第12章）
13	電池とコンセントの電気の違いは？	家庭に送られてくる電気は, 電圧の大きさが周期的に変わる交流.	交流回路（第5章）
14	アルカリ乾電池はどうしてスタミナがあるの？	電池に使われている電解液やマイナス極の材料が違うと電池の特性も違ってくる.	電池について（第3章9節）
15	電子レンジで食品が温まるのはなぜ？	電波のエネルギーを利用して加熱する.	電波の利用（医用電気工学2第13章）

色相, イメージ, 視覚化, 立体・空間的, 俯瞰, 連想といった特徴をもつといわれています.

マインドマップの利用方法については専門書やWebの紹介サイトに譲りますが, 表1-1にあげた身近な電気現象について, マインドマップを使って調べてみるとより理解が深まると思います. ぜひ一度, 講師の先生と一緒に試してみてください.

さて最後に, 今後の電気工学での学習の流れについて概説します.

まず，本書『医用電気工学 1』では，電気回路について学びます．最初に電荷という基本的な物理量の1つを考えていくことから始まり，電荷が働く電気的現象について学んでいきます．次節で学ぶように，電荷はいくつかの粒子に関連していて，そこには相互作用する力が存在することがわかっています．この力が基本となり，電荷が運動する現象（電流）について述べ，電流・電圧の関係（オームの法則）を基本とする直流回路について学んでいきます．次に電気的エネルギーと電力，交流回路について学びます．これらを応用すると，身のまわりで利用されている機器のように，電気の恩恵にあずかることが容易となります．

　『医用電気工学 2』では，本書の最初に学ぶ静電気の現象を復習しつつ，電気磁気・電磁波の内容へ入っていきます．磁気は電気と密接に関係していて，これらの現象は基本的に分離できないため，電気磁気学，または電磁気学とよばれています．さらに，本書で学ぶ電流・電圧の概念を応用して，電流が流れるときに生じる電界や，電気（電荷）を溜めるキャパシタについて学びます．表1-1の事例にもあげられているように，私たちの生活では磁気がなければ電力を生み出すことができません．子供の頃に磁石の性質には興味をもったことがあるかと思いますが，磁石が引き合ったり反発したりする性質は，地球規模で起こっている大きな現象から，ミクロの領域でも応用されてきています．このような磁気の性質から磁界について学び，電気の醍醐味である電磁力・電磁誘導について学んでいきます（まさに目にみえない現象ばかりを学んでいきますので，前述の身のまわりの現象やどのように応用されているかを考えることが大切です）．

　また，本書の交流回路で学ぶキャパシタやインダクタも，電磁気学として再度発展的に学びます．

　最後に，携帯電話をはじめ，身近な通信手段として利用されている電磁波の性質について学ぶことによって，次に続く電子工学や，医療機器への応用がみえてくるはずです．

マインドマップとは

　人間の脳の意味記憶の構造によく適合しているといわれ，理解や記憶がしやすい方法の1つです．表現したい概念の中心となるキーワードやイメージを図の中央に置き，そこから放射状にキーワードやイメージをつなげていくことで発想を延ばしていく図解表現技法で，トニー・ブザン氏の方法では，12のルールを決めています．この方法によって複雑な概念もコンパクトに表現でき，キーワードの本質を早く理解しやすいといわれており，注目され始めています．日本でもマインドマップを使った講習会やセミナーが頻繁に開かれるようになりました．本来は紙（A4 または A3 などを横にして）と筆記用具（各種色を使って）で描きますが，コンピュータ上で描くための専用ソフトウェア（フリーソフトも含めて）もいくつか存在します（MindManager など）．

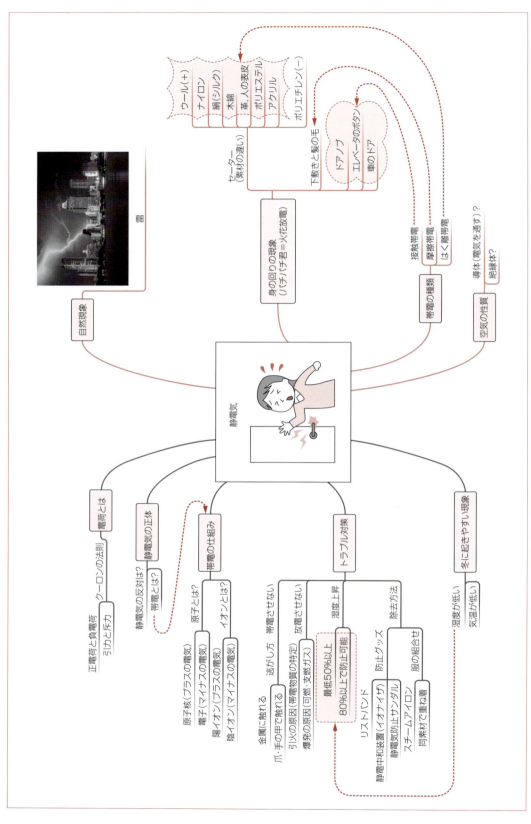

図1-1 マインドマップの例（静電気）

第1章 電気とは

2 静電気から学ぶ電気現象

　冬など空気が乾燥しているときにセーターや化繊の衣類を脱いだりすると，パチパチと音がすることは誰でも経験しているでしょう．これは物体が電気を帯びた結果であり，この現象を**帯電**，物体に生じた電気を**静電気**といい，このように電気現象を生じさせるものを**電荷**といいます（図1-2）．

　静電気が起きる現象は，例えば図1-3のように，絹の布で擦って帯電させたガラス棒に，同じように帯電させた別のガラス棒を近づけると，互いに反発し合います．また，このガラス棒に絹の布で擦った塩化ビニルのパイプを近づけると，互いに引き寄せ合います．これは，電荷についてよく知られた**電荷の法則**であり，

　　"電荷には2種類あり，同種（＋と＋，－と－）の電荷は反発し，異種（＋と－）の電荷は引き合う"

となります．つまり，正電荷どうし，負電荷どうしの間では**斥力**（反発力）が働き，正電荷と負電荷の間では**引力**が働きます（図1-4）．

　このように，静電気による電荷間に働く力を静電気力（電気力）といいます．電荷がもつ電気の量は**電気量**として表し，単位には**クーロン**［C］

電荷の法則
クーロンの法則ともいい，『医用電気工学2』の「第2章 電荷と電界」で詳しく学習する．

クーロン
「第2章2 電荷と電流の関係」（15頁）参照．

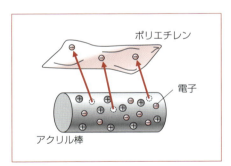

図1-2　静電気の発生

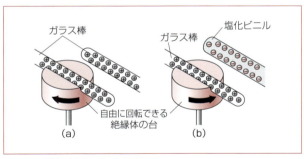

図1-3　電気が及ぼし合う力

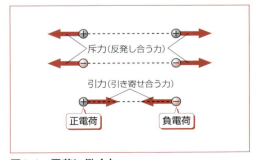

図1-4　電荷に働く力

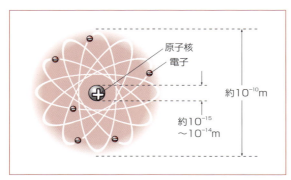

図1-5　原子の構造

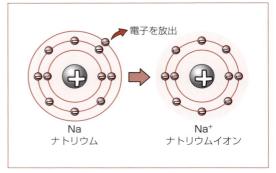

図1-6　イオンができる仕組み

が用いられます．1 Cは，電流1 Aが1秒間流れたときに移動した電気量と定義されています．

　この静電気のメカニズムを考えるとき，物体の構造をミクロにみていくと，物体が帯電する仕組みがわかってきます．物体はすべて原子からできており，原子は中心にある**原子核**とそのまわりを回っている**電子**からできています（図1-5）．電子の数は原子の種類ごとに決まっています．電子がもつ電気量の総和と，原子核がもつ電気量は符号が反対で大きさが同じであるため，原子は全体としてはプラスにもマイナスにもならずに中和している状態を保っています（電気をもたない）．

　ところが，原子が電子を放出したり（放出された電子は自由電子となります），原子に他の電子を取り込んだりすることがあり，このように電気を帯びた原子を**イオン**といいます．電子を放出した原子は正の電気を帯びて**陽イオン**に（図1-6），電子を取り込んだ原子は負の電気を帯びて**陰イオン**になります．

　静電気による現象が起きるのは，物質どうしが接触すると摩擦などによって，それぞれの原子にある電子が移動を始めるからです．一方の原子が電子を得て負に帯電し，他方の原子が電子を失い正に帯電するために静電気が発生します．このように物体が帯電するときは，物体どうしが電気のやりとりをするだけであり，電気が生み出されたり失われたりすることはなく，ある場所での電荷が増えると他の場所で必ず同じ量だけの電荷が減る，という現象は変わりません．つまり，静電気発生の前後で電気量（電荷）の総和が変わらないことから，これを**電気量保存の法則**とよんでいます．

　次に静電気の強さ（電圧）はどのくらいか，想像がつくでしょうか？私たちが身のまわりで普段利用している電気の大きさというと，商用交流電圧や電池などの電圧（数V～100 V程度）ですが，実は静電気の大きさは桁違いに大きい値です（kVオーダー）．例えば，前述したセーターなどの衣類を脱いだりドアノブなどに触れたときに"バチッ"と起こる静電気（針で刺されたようにチクリと痛む程度）の帯電電圧は3 kVに

keyword

イオン

イオンになるのに関与する電子は，原子の最も外側を回っている（最外殻の）電子だけであり，この電子の数が同じ原子は似た性質をもつことが知られています（例えば，NaとK，FとClなど）．
➡元素の周期表や化学の教科書などを参照してみてください．

臨床とのつながり

静電気の強さ

普段身のまわりで生じる静電気の大きさは10 kV程度までであり，それ以上大きな電圧が加わると，強い痛みや強打されたような状態になります（電撃）．静電気によるショックでは電流がほとんど流れない（心室細動が起きるマクロショックの電流閾値より小さい）ので心臓へのダメージはありません（『医用機器安全管理学』で学びます）．

6　第1章　電気とは

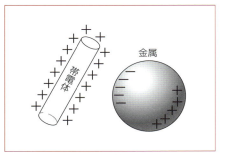

図1-7 金属の静電誘導

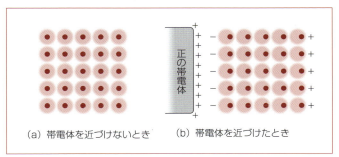

(a) 帯電体を近づけないとき　(b) 帯電体を近づけたとき

図1-8 誘電分極の仕組み

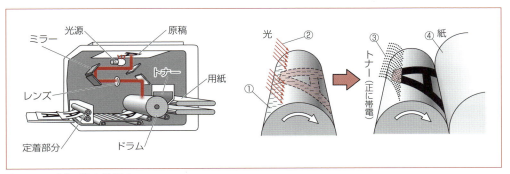

図1-9 コピー機の仕組み

コピー機は次のような仕組みで静電気の性質を利用して原稿を複写している．
①感光体（光が当たると電気が通しやすくなる物質）を表面に塗った金属性の感光ドラムを負（−）に帯電させる．
②原稿に光を当て，原稿の明るい部分からの反射光を感光体に導く．明るい部分の電荷は移動して失われ，暗い部分だけ電荷（−）が残る（露光）．
③正に帯電させた黒いトナーの粉末をふりかけると，電荷の残った部分だけに付着する（現像）．
④付着したトナーを紙に転写し，ヒーターで熱を加えて定着させる．

(改訂版高等学校物理Ⅰ．数研出版，2007より改変)

もなります．これは，静電気が，普段は電気を流さない物体（不導体）どうしや，片方が金属（導体）で片方が不導体の間で起こることによります．

この静電気のお化け，つまり巨大な静電気現象が，雷による落雷です．雷は，真夏によく起こります．太陽で地面が熱せられると，水蒸気がどんどん蒸発して温まった空気は上へ移動します．このとき，上空は温度

コピー機のトナー
現像剤と呼ばれ，負に帯電した鉄粉と正に帯電したトナーからなる．

導体，不導体
第3章 Tips 導体・不導体・半導体（24頁）参照．

静電誘導とは

　金属のようなよく電気を通す導体に帯電体を近づけると，帯電体に近い側には帯電体と異種の電気が，遠い側には帯電体と同種の電気が現れます．このような現象を導体の静電誘導といい，特に帯電体に近い側に働く引力のほうが遠い側に働く斥力よりも大きいの

で，導体は帯電体に引き寄せられます（図1-7）．また不導体に現れる静電誘導の現象を特に誘電分極といいます（図1-8）．導体の静電誘導とは異なり，誘電分極の電気は外へ取り出せません．➡『医用電気工学2』「第4章　静電界の性質」参照．

静電気から学ぶ電気現象　7

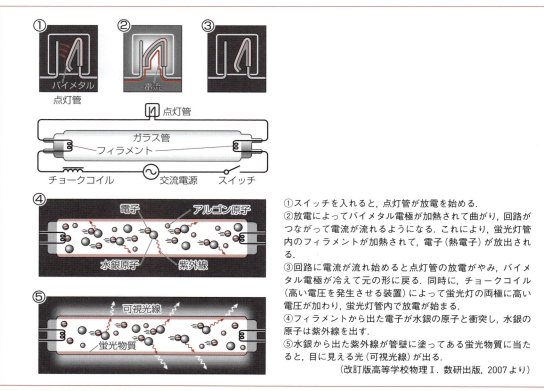

図1-10　蛍光灯点灯の仕組み

が低いため，水蒸気の水滴が冷やされて氷の粒となり，それらが摩擦や衝突などの複雑な運動を繰り返すことによって，雲の中にプラスの電気とマイナスの電気をもった部分ができます．これが雷雲とよばれるものです．雷雲は静電誘導によって，大地にも電気を帯びさせます．これらの力がある程度以上大きくなると，雷雲（マイナス）と大地（プラス）との電気が引き付け合い中和することによって，落雷（＝放電）という現象が起きます．落雷の電圧は，日常起きている静電気現象とは比べも

 放電とは

　落雷現象のように，空気中で2点間に高い電圧をかけると，電流がプラスの極からマイナスの極へ急激に流れる放電という現象が起きます．雷は自然のなかで起きる放電現象の1つで，プラス極とマイナス極との距離が非常に長いため，大きな電圧を必要とします．圧力をきわめて低い状態にした（真空に近い）気体に高電圧をかけると放電が起きやすく，このような放電を**真空放電**といいます．真空放電のときには，原子や分子が電子と正イオンとに分かれ，それらが電気を運びます．電子は正極のほうへ，正イオンは負極のほうへ移動しますが，電流としては正極から負極へ流れていると考えます．街中でみられるネオンサインなどはこの真空放電を利用したもので，ガラス管の中に入れる気体の種類を変えることによって，発光する色が変わります．例えば，ネオンはオレンジ色，水銀は青色，ナトリウムは黄色を発光します．この真空放電が最も身近に用いられているものとして蛍光灯があります（図1-10）．

のにならないほど大きく，数億Vから，ときには10億Vともいわれています．

　さて，このように痛さや怖さばかりが目につく**静電気**という現象ですが，これを上手に利用した身近な応用例が「コピー機による複写の原理」です（図1-9）．

　コピー機は反射した光をあらかじめ負に帯電させた感光体ドラムに当てます．原稿で反射された光が当たったところは負の電気が消失してしまいます．すると，光が当たらずに負に帯電したままの部分だけ，正の電気をもったトナー（白黒コピーならば黒い粉）が吸着され，紙に焼き付けられる仕組みとなっています．

keyword

感光ドラム
暗いところで絶縁体となり，光が当たると導体となる性質の物質（光導電物質）が使われている．

3 電気の正体は？

　さて，ここまで学んできて「電気とは？」という質問には答えられるようになったでしょうか？

　前節で述べたように，物質は原子からなり，原子は正の電気をもつ原子核と負の電気をもつ電子からなっています．現在の物理学の世界では，金属（物質のなかで電気的に**導体**とよばれるもの）原子から飛び出した電子＝自由電子が移動することで，電気エネルギーが発生します．この自由電子の働きについては，**半導体**を学ぶときに詳しく学習していただき，この電気工学のなかでは電荷の移動により電流が流れると理解しておきましょう（「第2章　電流と電圧の関係」13頁参照）．

4 医療機器に欠かせない電気の役割

　さて目にみえない電気の正体を学んできたところで，電気について少し身近に感じることはできたでしょうか？　皆さんはこれから医療現場に必要な電気工学（電気回路や電気磁気学）の知識とセンスを修得することによって，医療機器の原理・構造や仕組みを理解したうえで，安全に操作・運用していくことが目標となります．医療機器の不具合をいち早くみつけチェックする能力や，場合によってはそれを修理して，患者さんや医療従事者の安全を守る役割を担う臨床工学技士にとって，電気の基礎知識は欠かせないものとなります．また，経験を積んでいけば，メーカの技術者と一緒に医療機器を改良・開発する機会が出てくるかも

しれません.

　そこで前節まで, 身のまわりの電気現象や電気を利用した機器について学んできたことを応用して, これから将来皆さんが専門的に扱う医療機器における電気の役割について考えてみましょう.

　まず医療機器は, 身のまわりの電子機器と同様に, 電源が供給されてはじめて作動します. したがって, 電源の種類やその特徴, 安全面を理解するのは必須であることはおわかりいただけると思います.

　次に, その電源から供給された電気エネルギーが, どのようなエネルギーとして利用されるのか（治療機器や画像診断装置など）, または生体から発せられる信号（エネルギー）がどのように測定されて情報を得ているのか（生体計測装置）につなげていく必要があります. これら治療機器や生体計測装置を扱うためには, 本書で学んでいく電気の基礎がどのように応用されているか（どのような目的で利用されているか）を

表1-2　医療機器への応用例

種類	医療機器・設備の種類	電気・電子工学の基礎	関連教科
1	電源	直流・交流の仕組み, 交流→直流の変換, 各種電池・電源の仕組み	
2	ペースメーカ（含ICD*）	リチウム電池, 波形整形回路, パルス発振	医用治療機器学 生体物性工学 生理学
3	除細動器（含AED**）	コンデンサ充放電, LCR回路	
4	ローラポンプ（透析装置, 人工心肺装置）	電磁誘導（モータの仕組み）	生体機能代行装置学
5	輸液ポンプ	電磁誘導（モータの仕組み）, バッテリ	医用治療機器学 生体物性工学 生理学
6	電気メス	ジュール熱（導電熱）, 高周波	
7	レーザ治療装置	エネルギー準位・励起現象, 高電圧放電, フラッシュランプ, 半導体	
8	マイクロ波手術装置	誘電熱, 電界, マイクロ波発生装置	
9	超音波吸引手術装置	電磁誘導, 電界, 磁界	
10	心電計	増幅器・増幅回路, 電極, AD変換	生体計測工学 生体計測装置学 生体物性工学 生理学
11	テレメータ	電磁波, 変調・復調, AD変換	
12	観血式血圧計	オームの法則, ブリッジ回路	
13	血流計（電磁血流計）	電磁誘導	
14	パルスオキシメータ	LED, フォトダイオード	
15	MRI	磁場・磁界, 電磁石の仕組み, 電磁誘導	生体計測工学 生体計測装置学 医用治療機器学 画像工学
16	内視鏡装置	発光装置（キセノンランプ）, CCD	
17	サーモグラフィ	赤外線センサ	

* 植え込み型除細動器：ICD（Implantable Cardioverter Defibrillator）. 心室頻拍, 心室細動など致命的な不整脈を治療するための体内植え込み型装置. ペースメーカと除細動の両方の機能を有する.

** 自動体外式除細動器：AED（Automated External Defibrillator）. 一次救命処置において, ある一定の条件を満たした一般人でも使用できる除細動器. 内蔵された心電図解析装置により, 必要な場合（心室細動）のみ, 電気ショックによる除細動を行う.

表1-3　安全管理技術への応用例

	安全管理技術・関連機器・設備	電気・電子工学の基礎	関連教科
1	漏れ電流測定	オームの法則, CRフィルタ, 電圧・電流測定, テスタ (マルチメータ) の原理	医用電気工学 医用電子工学 医用治療機器学 生体計測工学 生体物性工学 医用機器安全管理学
2	保護接地・接地線	オームの法則, 電源コンセント・アースの構造・仕組み	
3	等電位接地		
4	絶縁変圧器 (絶縁トランス)	コイル, 変圧器の仕組み	
5	絶縁監視装置 (アイソレーションモニタ)	オームの法則	
6	非常電源	直流・交流の仕組み, 交流→直流の変換, 二次電池の種類と仕組み	
7	EMC	電気磁気学	
8	機器チェッカ・測定機器	直流・交流の仕組み, オームの法則, 抵抗・コイル・コンデンサの仕組みと働き	

理解しながら学習することによって，より電気に関して興味をもって知識を深めることができるでしょう．

　そこで，本書および『医用電気工学 2』・『医用電子工学』で学ぶ電気・電子の知識が各種医療機器やその安全管理技術にどのように応用されているかを表1-2，表1-3にまとめてみました．これら医療機器に応用されている原理・原則を1つずつ理解しながら，今後の電気工学の学習につなげていってください．

医療機器に欠かせない電気の役割　　11

第2章 電流と電圧の関係

1 電流が流れる現象とは

「第1章 3 電気の正体は？」（9頁）で述べたように，電子やイオンの分布によって静電気が起こるのに対し，自由電子やイオンが移動すると**電流**が流れます．電流が流れる現象を，身近な電気回路として懐中電灯を例にとって説明しましょう（図2-1）．

一般的な懐中電灯の構造（電気回路に関係するもの）は，電池，豆電球，スイッチとこれらを結ぶ導線から構成されています．乾電池のマイナス極から出た自由電子は，スイッチ，豆電球，そしてそれらを結ぶ導線を通り，乾電池のプラス極へ戻ります．一方，電流はプラス極からマイナス極へ流れると定義されているので，図2-1の自由電子の向きと電流の向きは逆となり，プラス極から豆電球，スイッチを通ってマイナス極へ流れます．これは，「電流はプラス極からマイナス極へ流れる」と決められた後，自由電子の存在が発見されたために，自由電子の移動の向きと電流の向きが逆になってしまったのです．以後は電流の流れだけに注目することにします．

図2-1に示したような乾電池などの，電気を流す源を**直流電源**といいます．また，乾電池のようにいつも同じ方向に電流が流れ，その大きさに変化がない電流を**直流電流**といい，直流電流の流れている回路を**直流**

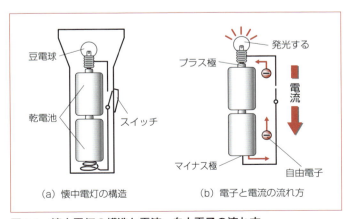

図2-1 懐中電灯の構造と電流・自由電子の流れ方

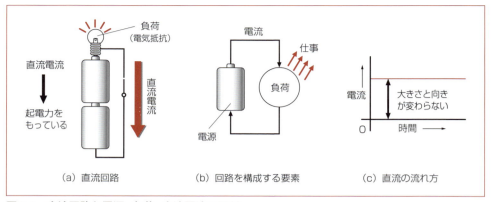

図2-2　直流回路と電源，負荷，直流電流の関係

回路といいます（図2-2）．直流の記号は**DC**（direct current）です．直流電源には，乾電池の他に直流安定化電源が電気回路では使われます（乾電池の種類については，「第3章 9 電圧源の接続と内部抵抗」50頁を参照）．直流に対して，周期的に（時間とともに）電流の流れる向きが逆となり，その大きさが変化する電流を**交流電流**といい，**AC**（alternating current）といいます（交流電流の源は**交流電源**）．電力会社から一般家庭や事業所などに供給されている電気は交流であり，私たちの身のまわりの機器類は，交流を直流に変えて使用しています（交流については「第5章 交流回路」参照）．

懐中電灯の回路から，それぞれの構成部品（乾電池など）がどんな働きをしているかみてみると，次のようになります．

・乾電池（＝直流電源）：電流を流そうとするもの，または電気を送り出す働きをするものです．電源のもつ電圧を**電源電圧**，または**起電力**といいます．

・豆電球（＝負荷）：電流が流れることにより，電気を消費するもの（電気を乾電池からもらって仕事をするもの）です．豆電球の場合はフィラメントからの発光がこれにあたります．またこの負荷（load）

電流

電流の研究が始まった頃（18世紀頃）は，電流は「プラスの電気（正電荷）を帯びた粒子の流れ」だと思われていました（ベンジャミン・フランクリンが「雷が電気である」ことを明らかにしたことが由来とされています）．電流の正体である自由電子（負電荷）が「マイナスの電気を帯びた粒子」の流れだということが発見されても，それまでの電気の法則を活用するため，電流はプラス極からマイナス極へ流れるという方向で統一されています．これは，一見矛盾に感じるかもしれませんが，自由電子（負電荷）が電流（正電荷）と逆に移動することは，電気的に同じことを説明しているため，本書でも電子の実際の移動方向は考えずに論じることとします．

である豆電球のフィラメントは，電流の流れを妨げる働きがあるので，電気抵抗，または単に**抵抗（器）**とよびます（「第3章 2 オームの法則」22頁参照）．
・導線：電流が流れる道．自由電子が移動できる導体が用いられます．
このように，懐中電灯の構成は乾電池を電源とする回路（「第3章 1 電気回路とは」19頁参照）から成り立っていて，電流が流れています．

2 電荷と電流の関係

　前節で，豆電球（負荷＝抵抗）は，電源（直流電圧＝起電力）と豆電球を導線で接続して回路を作ると点灯することを学習しました．このときの電源は交流電源でも直流電源でもよいのですが，直流電源なら，電流は電源のプラス極から流れて，豆電球，スイッチを流れ，導線を通ってマイナス極へ流れ込む，という方向であることもわかりました．この電流には，アンペア（A）という単位が用いられます．一定の電流 I [A] は，ある時間 t [s] 流れるときに運ばれる電気量 q [C] との関係から，

$$q = I \cdot t \quad \cdots\cdots\cdots\cdots\cdots\cdots\cdots\cdots\cdots\cdots\cdots\cdots\cdots (2\text{-}1)$$

で表されます．この式より，電気量の単位クーロン [C] は，

$$1\text{C} = 1\text{A} \cdot 1\text{s} \quad \cdots\cdots\cdots\cdots\cdots\cdots\cdots\cdots\cdots\cdots\cdots (2\text{-}2)$$

になることがわかります．1 C とは，1 A の電流が流れている導線の断面を1秒間に通過する電荷の総量を表しています．例えば，導線の断面を，自由電子が1秒当たり 3.0×10^{18} 個移動した場合，電子1個のもつ電気量の大きさ（電気素量）を 1.6×10^{-19} C とすると，電流の大きさは，

$$I = 3.0 \times 10^{18} \times 1.6 \times 10^{-19} = 0.48 \text{A} \quad \cdots\cdots\cdots\cdots\cdots (2\text{-}3)$$

となります．

アンペア（A）とクーロン（C）

　電流の単位 A（アンペア）は，フランスの物理学者アンドレ - マリ・アンペール（18 世紀）の名にちなんでつけられました．アンペールは，**アンペールの法則**（『医用電気工学 2』参照）を発見したことでも有名です．
　一方電荷の SI 単位 C（クーロン）は，アンペールと同時期に活躍したフランスの物理学者シャルル・オーギュスタン・ド・クーロンの名にちなんでつけられました．元々は，2つの点電荷を 1 m の距離に置いたときに，8.98755×10^9 N の力が働くときの電荷として定義されました．1 C は，電子がもつ電荷の 6.24×10^{18} 倍（1.6×10^{-19} C の逆数）となっています．

演習1
　針金の中を1分間に9Cの電気量が通過したとき，電流［A］はいくらか．

解答
　式（2-1）より，$I = q/t$ より，
　$I = \dfrac{9C}{60s} = 0.15A$

3　電圧・電位の関係とその表し方

よく電気回路の世界では，電気は水にたとえられています．ここでも水にたとえて説明します*．

まず，図2-2で示したような豆電球を用いた直流回路を，水で水車を回す仕事にたとえてみます（図2-3）．この模式図では，下の貯水層（池でも湖でもダムでもよいですが）からポンプ（電池）で汲み上げられた水は，上の水槽（上のダム）に溜められます．その水槽についている蛇口（スイッチ）をひねると，水圧によって水が押し出されて下に流れ（電流が流れ），水車を回す（電球を光らせる），という仕組みになっています．

これを電気に置き換えると，以下のように説明がつけられます．
- 電圧（電気を流そうとする力）は水圧にたとえられます．水を流そうとする力が水圧なので，水圧が高いということは電圧が高いということにつながります．
- 電流（電気の流れる勢い）は水流（流速）とも考えられますが，一般的には流量にたとえられます．水圧（電圧）が高ければ水が勢い

＊水に置き換えることに批判的な考え方もあり，またあくまでも「たとえ」として，目にみえない「電気」を理解する一助として考えるための1つの方法である．本書で，このたとえで電気現象をすべて置き換えているわけではない．

電圧の定義
電圧の定義については，『医用電気工学2』「第3章 電圧と電位」で詳述．

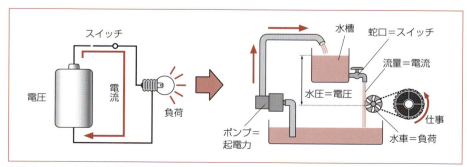

図2-3　水にたとえた場合の直流回路

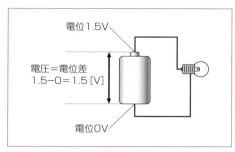

図2-4　直流回路の電位，電位差，電圧の関係

よく流れる（電流が多く流れる）と考えればよいでしょう．
・抵抗（電気の流れにくさ）は，水車での負荷にあたります．また，水道管でたとえる場合は水道管の太さにたとえられます．同じ太さの水道管に水を流す場合，水圧を高くするほど流量は増えます．同じように，電圧を上げると電流が増えます．同じ圧力の場合，パイプを太くすると流量は増えます．同じように，抵抗を小さくすると電流が増えます．あるいは，水道管にゴミがつまっている状態で考えてみましょう．水路にある水圧で水を流した場合，きれいな水道管であれば水はよく流れますが，ゴミがつまっている場合は水の流れも悪くなります．電気も同じで，電路（導線）の抵抗が大きいほど，あるいは電路に存在する抵抗体の大きさが大きいほど電流は流れにくくなります．

また，このように水に置き換えた場合，流体の圧力と流量との関係は「流れる場所の入口の圧力と出口の圧力の差」に比例します．同様に，直流回路でも電流の流入部と流出部の電位の差を考えることが重要となります．

電圧は前述のように「電気が流れようとする力の大きさ」を表すものですが，電荷をもったものが基準に対してどれくらいの電圧をもっているかを **電位**（水位）として表します．普通，直流回路では基準を電源のマイナス極にとり，ここを0Vとして，これに対して回路の各部分の電位を「何V」として表し，この電位の差が **電位差** となります（図2-4）．

ところが本書でも慣例的に，「この点の電圧は○○」という表現が使

 管の中の流れ

詳細は機械工学などの専門書に譲りますが，ここでの流体の圧力と流量の関係は，流量 Q は管路の抵抗を R とすると，管の流入部の圧力 P_i と流出部の圧力 P_o との差に比例することが知られており，電圧と電流，抵抗との関係（$Q = (P_i - P_o) / R$）にたとえることができます．

電圧・電位の関係とその表し方　17

われることがあります．これは，直流回路などを取り扱うときに，基準となる電位を1カ所決めて，そこに対してどれだけの電位差があるかを表すためです．この基準はさまざまですが，普通用いられるのが接地（アース：GND〈ground〉）です．接地を基準とするのです．

よく「アースする」といいますが，これは回路のどこかの点を地面に埋めた銅棒などに接続し，その点の電位を地球の電位（0 V）に一致させることを意味します．そこから，基準となるところを**アース***や**グランド**とよんでいます．乾電池（直流電圧）の場合は前述のように，マイナス極を0 V（アース）として考えているので，そのまま（乾電池の電圧）＝（電位差）として，「電圧は○○V」というよび方をしているのです．

*アースについては「第5章 1 交流と直流」75頁でも学ぶ．

章末問題（解答は171頁）

問題1 1 Aの電流が100 Ωの抵抗に5.0 分間流れたとき，次の問いに答えよ．
(1) この間に抵抗の断面を通過した電荷量はいくらか．
(2) この間に抵抗の断面を通過した電子の数はいくらか．

問題2 断面積2 mm^{2}の銅線に1.0 Aの電流が流れているとき，この銅線の自由電子の平均速度を求めよ．ただし，銅に含まれている自由電子の密度は8.5×10^{28} 個/m^3，電子の電荷は-1.6×10^{-19} Cである．

18　第2章　電流と電圧の関係

第3章 直流回路

1 電気回路とは

　本章で学んでいく電気回路 (electric circuit) の基本回路を，図3-1に示します．電気素子 (抵抗やインダクタ (コイル)，キャパシタ (コンデンサ)，スイッチなど) を導線で結んだものを電気回路，または一般に回路とよびます．**電気回路**は，「電気 (電流) が流れる路 (ループ)」という意味で考えればよいでしょう．

　例えば，電池などの電源のプラス側から出発し，スイッチ，電球を通って電源のマイナス側に戻ってくる回路を考えてみましょう (図3-2).

keyword
コイルとコンデンサ
日本ではコイル (coil) とコンデンサ (condencer) という名称が広く使われているが，欧米をはじめ一般的にはそれぞれインダクタ (inductor) とキャパシタ (capacitor) とよばれている．

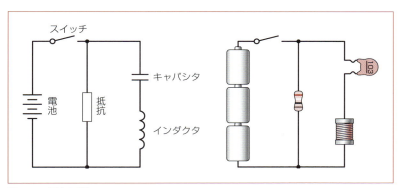

図3-1　電気回路

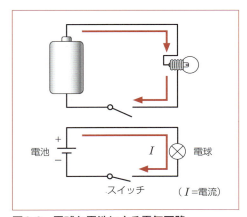

図3-2　電球と電池による電気回路

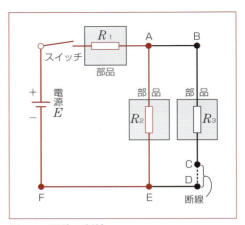

図3-3　回路の断線

このとき，電気（電流I）が電池のプラス側からマイナス側に必ず戻ってこられるように，導線がどこも切れていないことが条件になります（導線が切れていると電気が通れなくなり電球は光りません．道路工事や地震などによる地盤陥没で道路が封鎖されていると，人や車が通れないのと同じ状態ですね）．このような回路を**閉回路**（closed circuit）といい，回路中の導線が切れ，電流が流れなくなった状態を「回路が断線した」といいます（図3-3）．図3-3のように，断線した箇所と直列に接続されている部品R_3には電流が流れないので，その部品は働きません．一方，回路の一部が断線しても，電源とつながった閉回路を作っている部品R_1，R_2には電流が流れ続けるため，それらの部品は働き続けます．

一方，回路中の予定外の2点間に直接電流が流れるようになった状態を，「回路が短絡（ショート）した」といいます．例えば，誤って回路の2点間を導線でつないでしまったり，裸の導線どうしが接触してしまったときに起こります（図3-4）．短絡は過剰なジュール熱［W］を発生する場合が多く，しばしば火災の原因ともなります．図3-4のような回路で，AB間を短絡してみるとどうなるでしょう．電源Eから流れた電流は部品R_1を通らずに，すべて導線①を通るため，電源Eの電圧

keyword
直列・並列

例えば2つの部品（抵抗）を1つの線になるように並べたものを**直列**とよび，その回路を**直列回路**（series circuit）という．また2つの部品（抵抗）を左右に並べて結んだものを**並列**とよび，その回路を**並列回路**（parallel circuit）という（28頁参照）．

Tips　回路

回路（サーキット：circuit）は，エネルギーや物質が出て，再び元の場所に戻るまでの道筋を指します．電気回路，電子回路，磁気回路，論理回路などが電気電子の分野では用いられます．血液浄化や人工呼吸，体外循環でも血液や呼気や吸気が通る部分を「回路」とよんでいます．一般に「サーキット」というと，モータースポーツのために建設された周回路のほうが有名ですね．こちらもクローズドコース（周回するということ）であり，自動車レースのF1-GPではモナコGPなどの市街地コースを除いてサーキットでレースが行われています．

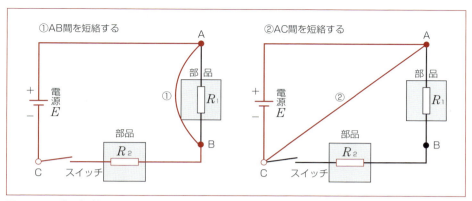

図3-4 回路の短絡

はすべて部品R_2にかかります．このとき，部品R_2には単位時間（1s）当たり，

$$P = \frac{E^2}{R_2} \quad \cdots\cdots\cdots\cdots\cdots\cdots\cdots\cdots\cdots\cdots\cdots\cdots\cdots\cdots (3\text{-}1)$$

のジュール熱［W］が発生します．部品R_2の抵抗値が小さいと，R_2の部分には大きな熱が発生することになります．また，AC間を短絡した場合は，抵抗値のきわめて小さな導線②の抵抗R_{cu}に電源Eから流れ出た全電流が流れるので，単位時間（1s）当たり，

$$P = \frac{E^2}{R_{cu}} \fallingdotseq \frac{E^2}{0} \fallingdotseq \infty \quad \cdots\cdots\cdots\cdots\cdots\cdots\cdots\cdots\cdots\cdots (3\text{-}2)$$

のように，無限大のジュール熱が発生することになります．これは，式（3-2）の分母にある導線の抵抗R_{cu}が0にかぎりなく近いため，結果として発熱が非常に大きく，導線を溶かすほどの熱が発生するのです．実際には，電源内には内部抵抗とよばれる抵抗が存在するので，電源Eの両端のAC間を短絡してしまうと，電源内で大きな熱が生じてしまい，電源の事故につながります（直流安定化電源などは，回路が短絡していると電流を流さず，過電流による事故を防止する仕様になっている機種もあります）．

導線の抵抗

詳しくは，「3章3 抵抗の接続と電圧降下」26頁で学ぶ．回路で用いられる導線は，一般に銅（Cu）で作られており，抵抗率は1.72×10^{-8} Ω・mと非常に小さい．

電源の内部抵抗

詳しくは，「3章9 電圧源の接続と内部抵抗」50頁で学ぶ．

 ジュール熱

電池などで回路に電圧を加えると，回路中の導線内の自由電子が動き電流が流れます．自由電子が抵抗物質の中を動いていくと，抵抗物質を構成する原子に衝突し，原子の熱運動を激しくさせます．つまり，電池のエネルギーが自由電子に力を与えて動かす仕事をし，この仕事によって自由電子は原子に衝突したときに原子の熱運動のエネルギーに変わり，抵抗物質の温度を上昇させます．このように，電流を流したときに発生する熱を，電流の熱作用を発見したジェームズ・プレスコット・ジュール（19世紀に活躍したイギリスの物理学者）にちなんで，ジュール熱といいます．（➡「第4章 電流の発熱作用と電気エネルギー」61頁参照）

これから学習していく電気回路では，このような断線と短絡についての注意が必要となってきます．医用機器の安全使用を考えるうえでも重要な概念ですので，今後の学習と合わせてよく理解しておきましょう．

2 | オームの法則

オームの法則とは，電気回路の抵抗に流れる**電流**と，その抵抗に発生する**電圧**に関する法則を指します．ドイツの物理学者であるGeorg Simon Ohmが，1827年にベルリンで出版された「数学的に扱ったガルヴァーニ電池」の著作のなかで，「導体に流れる電流は，導体の2点間の電圧（電位差）に比例する：$V = I \cdot R$」という理論を発表しました．電気回路については，この後もいくつかの法則を学んでいきますが，最も基本となるのがこの**オームの法則**です．

ある導体に$V\,[\mathrm{V}]$の電圧を与えたとき，$I\,[\mathrm{A}]$の電流が流れた場合，比例定数GとしてVとIの関係を表すと，

$$I = GV \qquad\qquad\qquad\qquad\qquad\qquad\qquad\qquad\qquad (3\text{-}3)$$

という関係が成り立ち，電流は加えた電圧に比例することがわかります．この法則は時間に関係がなく，また電源の起電力が変動しても成り立ち

Tips

電子回路と電気回路の違いは？

電気回路を学習した後に電子回路を学びますが，電気回路と電子回路の違いは何？ と聞かれたら，どのように答えるのでしょうか？ 実はきちんとした定義はなく，どちらも電気を利用していることには違いないのですが，一般的にいわれている違いをまとめてみると，次のようになります．

例えば，最近の電気炊飯器では，スイッチ1つでご飯が炊きあがります．そのご飯を炊くという動作中に，釜の中の熱さを調節したり，いつできるのかを制御しています．つまり，前者が電気回路で，後者が電子回路です．したがって，この例から考えると，「電気をエネルギーとしてみているか→電気をエネルギーとして使うための回路＝電気回路」，「情報の伝達手段とみているか→信号によって各種処理を行うための回路＝電子回路」となります．

電子回路については，『医用電子工学』にて学習し

ます．電子管（真空管），電子銃（ブラウン管），電子計算機（PC），携帯情報端末などはすべて情報伝達の部類に入るので，電子回路を利用した機器ということになります．変わった例としては電子レンジで，エネルギーを使う目的として，巨大な電子管でマイクロ波を発生させて使用しています．技術的にはマイクロ波発生回路技術の応用なので電子という名前がついています．

その他の違いとして，回路で通常用いられる電圧の大きさの違いや，ディジタル（0と1）素子が多く使われているかアナログ素子が多く使われているか，半導体を使った素子を用いた回路か（→身のまわりでお世話になっている電子機器はほとんど半導体素子が使われていますが），マクロにみて抵抗やコンデンサの集まりを指しているかなど，いろいろな意見があります．

ます．

　ここで，G とおいた比例定数は，導体を流れる電流の流れやすさを表すもので**コンダクタンス**といい，単位には，S（ジーメンス）を用います．また G の逆数を R とおくと，式（3-3）の電流 I [A] は，

$$I = GV = \frac{V}{R}\left(= \frac{1}{R}V\right) \quad \cdots\cdots\cdots\cdots\cdots\cdots\cdots\cdots\cdots\cdots\cdots\cdots (3\text{-}4)$$

ガルヴァーニ電池

　イタリアのボローニア大学教授のルイジ・ガルヴァーニ（1737-1798）は，解剖学を中心に研究を行っていました．1780 年末から，筋肉の刺激反応などをカエルを使って研究していたガルヴァーニは，脊髄と脚の神経を露出させたカエルの下股を用い，ガラス板を金属箔で挟んだ板の上に載せ，摩擦によって電気を発生させる起電機で静電気を発生させました．その電気を，導線を通して脊髄や神経を刺激する実験をしていたところ，カエルの脚が激しく痙攣する現象を発見しました．このときの筋肉の痙攣する力は，電気の強さと，電線を接触させる位置によって変化することに気づいたそうです．それは電気の強さに比例し，導線を接触している点から神経までの長さに反比例すると推測しました．

　ところが，実験を繰り返すうちに，導線が接触していないにもかかわらず，その金属箔の上に脚神経があると，起電機が放電したときに痙攣することに気付いたのです．彼はこれを空中電気によるものと考え，雷でも同様の結果が起こると予測して実験を行いました．そこでカエルの脊髄に真鍮のフックを付け，庭に張った鉄線に引っ掛けて吊したところ，稲妻が光ったときカエルの脚は痙攣したのですが，晴れて雷がないときでも脚を吊すと痙攣が生じることを確かめました．この現象は種類の異なった金属が原因で生じると推論し，部屋の中でさまざまな組み合わせでこれを実験して，金属の種類によって痙攣の強さが異なることを確認しました．この現象が，後にガルヴァーニ電池とよばれるようになりました．

　この実験結果により研究結果を公表しましたが，ガルヴァーニは解釈を誤っていました．本来の現象は，「湿った環境中で，種類の異なる金属間に電位差が発生し，この異なる金属を接触させると連続した電流が流れること」を発見したのですが，この解釈の違いが原因で，後に電池の原理を発表したボルタ（ボルタの電池）と論争を繰り広げたといわれています．

比例とは

　「比例（proportionality）」とは中学から数学で習ってきた概念ですが，ここでおさらいをすると，2 つの変数を用いて書かれる 2 つの量に対して，一方が他方の定数倍である関係を指しています．

　例えば，定数 x と y が 0 でない定数 k を用いて，

$$y = kx$$

という関係が成立するとき，「y は x に（正）比例する」といいます．

　このときの係数 k は，

$$k = \frac{y}{x}$$

となり，この係数を「比例定数」といいます．式を変形して，x を y で表すと，

$$x = \frac{1}{k}y$$

となります．この関係を電流（$I \leftarrow x$），電圧（$V \leftarrow y$），抵抗（$R \leftarrow k$）に当てはめると，オームの法則は

$$I = \frac{1}{R}V \;\Leftrightarrow\; x = \frac{1}{k}y$$

となり，グラフは比例定数 R の一次関数となることが確かめられます（図 3-5）．

起電力と電圧降下
本書では，起電力（電圧源）を E [V] で，電気回路内の電圧降下（電位差）を V [V] で表しています．

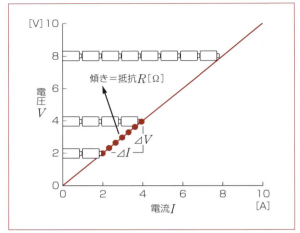

図3-5　電流と電圧の関係

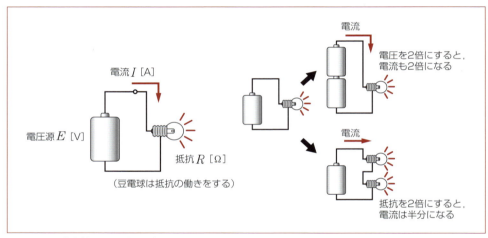

図3-6　電球を使った電気回路

 導体・不導体・半導体

　金属のように電気をよく通す物質を**導体**といいます．金属には，その金属を構成している原子に属さないで金属内を自由に移動できる電子＝自由電子があり，電気はこの自由電子の移動によって伝えられます．したがって，普段身のまわりの電気製品に使われている各種（電源や信号）コードや回路の配線には，電気を非常によく通す金属として，銅（Cu）が使われています．
　一方，電気を通しにくい物質を**不導体**といい，アクリルやビニル（導線の被覆部分など）などがあげられます．不導体（絶縁体）の原子構造のなかでは，電子はすべて構成粒子に属していて，電気を通しにくい構造となっています．**半導体**とは，普通はほとんど電気を通すことはありませんが，ある条件がそろうと導体と同じように電気を通す物質です．現在の電子機器・医用機器類はすべてこの半導体のお世話になっています（半導体については『医用電子工学』で学習します）．

と変形できます．この式の分母にあるRの値が大きくなると，電流は流れにくく（Iの値は小さく）なり，逆にRの値が小さくなると，電流は流れやすく（Iの値は大きく）なります．つまり，このRは電流が流れる物体の，「電流の流しにくさ」を表しており，**電気抵抗**（または単に抵抗）といい，単位はΩ（オーム）で表します（図3-5）．この抵抗を電球として考えて電気回路を作ると，図3-6 のようになります．1Ωは，

keyword
──────
オームΩ
抵抗の単位（Ω）は，SI組立単位の1つ．

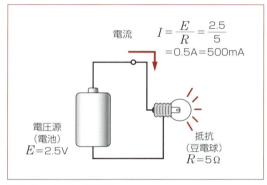

図3-7　オームの法則

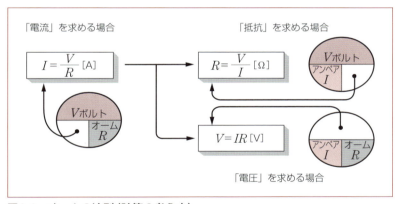

図3-8　オームの法則（計算の考え方）

Tips

（豆）電球でオームの法則の実験は御法度!?

　オームの法則の簡単な回路として，回路の抵抗を豆電球で表しました．ところが豆電球と電池（乾電池）の回路では"理論上"オームの法則は成り立ちますが，実験を行ってみると，わずかに値が違ってきます．なぜでしょう？　豆電球に使われているフィラメント（タングステン）の抵抗値が温度（電流の大きさ）によって変化する（温度係数が0.0045），電池の内部抵抗，などの要因があるからです．一度，講師の先生と議論・実験してみては？

　図3-7で用いた豆電球は，定格2.5 V，0.5 Aを参考にしましたので，オームの法則から豆電球（フィラメント）の抵抗を5Ωと仮定したわけです（前述の「温度変化はない」という理想条件としてオームの法則を計算）．

オームの法則　25

導体の両端に1Vの電圧を加えたとき，導体を流れる電流が1Aになるときの抵抗値です．これから学ぶ電気回路においては，前述したように，すべてこのオームの法則が基本となります．

実際に豆電球（＝抵抗：$R = 5\,\Omega$）を使い，回路に流れる電流（I）をオームの法則を使って求めてみると，電源電圧に電池（$E = 2.5\,\text{V}$）を用いた場合，電流は0.5A流れることになります（図3-7）．このように，電気回路では，電圧（V），電流（I），抵抗（R）のうち2つの値がわかれば，オームの法則を使って残りの値を求めることができます（図3-8）．

演習1

150Ωの抵抗に電圧4.5Vを加えたとき，抵抗に流れる電流はいくらか．

解答

$$I = \frac{V}{R} = \frac{4.5}{150} = 0.03 = 3.0 \times 10^{-2}\,\text{A}$$

演習2

ある抵抗に100Vの電圧を加えたとき，5Aの電流が流れた．この抵抗に90Vの電圧を加えると，何Aの電流が流れるか．

解答

まず抵抗の大きさを求めると，

$$R = \frac{V}{I} = \frac{100}{5} = 20\,\Omega$$

この抵抗に90Vの電圧を加えたとき流れる電流は，

$$I = \frac{V}{R} = \frac{90}{20} = 4.5\,\text{A}$$

---

3 | 抵抗の接続と電圧降下

前節でオームの法則について説明しましたが，見方を変えて，抵抗にはどのくらいの電圧が生じているかを考えてみましょう（図3-9）．

図3-9は，電圧源Eの直流電源に，2つの抵抗R_1，R_2を接続した回路です．ここで，A～Cの各点の**電位**（接地（アース）からの電気的な高さ）がV_A～V_Cとなります．抵抗R_1の両端の電圧V_1は，A点とB点の間の**電位差**（＝電圧，A点とB点の電気的な高低差）となるため，

26　　第3章　直流回路

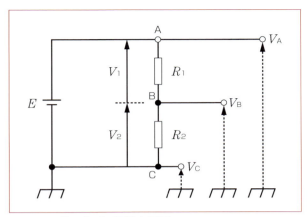

図3-9 回路における電位と電圧

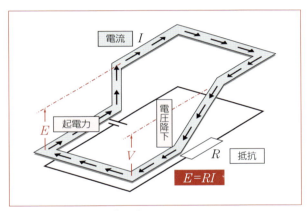

図3-10 電圧降下の考え方

$$V_1 = V_A - V_B \quad \cdots\cdots\cdots\cdots\cdots\cdots\cdots\cdots\cdots\cdots\cdots\cdots\cdots\cdots(3\text{-}5)$$

となります.また,この抵抗R_1では,電圧V_1だけ「電圧が降下した」(A点よりB点のほうがV_1だけ電圧が下がった)ことになり,これを抵抗の両端での**電圧降下**とよびます(図3-10).このように,電気回路におけるオームの法則中で記述されるVは電圧(電位差)であり,ある点での電位ではないことに注意してください.

keyword
電圧の定義

電圧V [V] は,1つの電荷を2点間で動かすのに必要な仕事の量W [J] を電荷の大きさq [C] で除したものとして定義されている.電圧は,単位電荷あたりの仕事,または「電気的位置(ポテンシャルエネルギー)」である,ともいわれる.

$$\text{電圧 } V\,[\text{V}] = \frac{W\,[\text{J}]}{q\,[\text{C}]}$$

4 | 合成抵抗（直列・並列接続）

オームの法則と，それを用いた電気回路における電圧，電位の関係を理解したところで，何個かの抵抗を接続することによって，全体の抵抗値を変化させたり，電流の流れ方を変化させたりする回路について考えてみましょう．

図3-9では，抵抗R_1とR_2を電圧源Eに対して2つ接続してありますが，このような抵抗の接続方法を**直列接続**，その回路を**直列回路**といい，クリスマスツリーの電球の接続方法がこれにあたります．クリスマスツリーの電球は，点滅させて使われていますが，これは，電球を次々とつなぎ（直列接続），その1つの電球に**バイメタル**を使った自動スイッチを内蔵させ，それが離れると全部が消える仕掛けになっています．バイメタルとは，電流が流れ熱を生じると変形してスイッチを開き，冷えてくると元に戻って再びスイッチが入る，という仕組みの金属接合板です．この繰り返しにより，クリスマスツリーの電球は点滅します．また，途中の電球が1つ切れてしまうと，全体がつかなくなってしまいます．

一方，家庭内など一般に建物内の配線につながっている電灯（電球や蛍光灯など）は，片側の線にはどの電灯も同じ側がつながり，反対側は電灯の反対側がつながるという**並列接続**になっています（図3-11）．したがって，1つの電灯を抜いても他はついています．

それでは，直列・並列接続について電気回路で考えていきましょう．図3-12のように，直列に抵抗を接続することを**直列接続**といいます（クリスマスツリーの電球のつなぎ方と同じ）．この場合には，「**個々の抵抗を流れる電流は共通で等しく，全体の電圧降下は個々の抵抗の電圧降下の和**」になります（図3-13）．

R_1［Ω］，R_2［Ω］の2つの抵抗を直列に接続して，起電力E［V］を加えたときの，それぞれの抵抗の両端にかかる電圧をV_1[V]，V_2[V]とすれば，各抵抗に流れる電流は共通で同じ大きさとなります．この電流をI［A］とすると，

keyword
バイメタル

サーモスタットバイメタルの略称．バイメタルは，熱膨張係数の小さい金属（Fe, Ni）と大きい金属（Cr, Mn, Mgが添加されたFeやNiの合金）を接合させることにより，温度によって金属素子を熱変形させることを可能にする．サーモスタットとして，温度によってスイッチを切り替える装置に，アイロンやこたつの温度を一定に保つために，または蛍光灯を点灯させるための安定器にも用いられている．

Tips クリスマスツリーの電球

冬になると，街中の木々や店舗などのクリスマスツリーに電飾が施されます．この電飾に使われる電球は，これまで白熱電球が用いられてきましたが，白色や青色LED（発光ダイオード）が普及してきたことから，

LEDを用いた電飾が増えてきました．価格的にはまだまだLEDのほうが高いのですが，白熱電球と比べて，消費電力が少ない（電気代が安くすむ），寿命が長い，発熱がほとんどない，などの利点があります．

28　第3章　直流回路

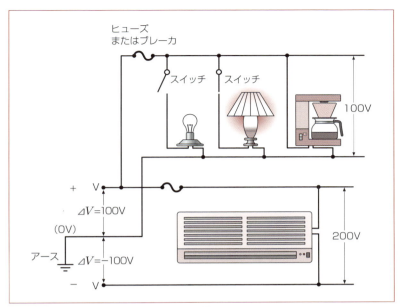

図3-11 家庭用電気回路の例(並列接続)

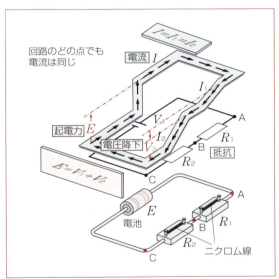

図3-12 抵抗の直列接続

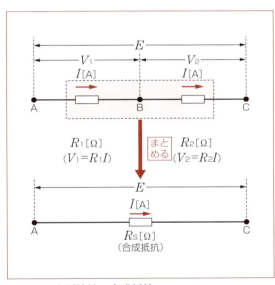

図3-13 直列接続の合成抵抗

$$V_1 = R_1 I \quad \cdots\cdots\cdots(3\text{-}6)$$
$$V_2 = R_2 I \quad \cdots\cdots\cdots(3\text{-}7)$$

となり,各抵抗での電圧降下はその抵抗の値に比例します.図3-12のような閉回路では,電圧降下の和 ($V_1 + V_2$) は起電力 E の大きさに等しくなるため,式 (3-6) と式 (3-7) より,

$$E = V_1 + V_2 = (R_1 + R_2)I \quad \cdots\cdots\cdots(3\text{-}8)$$

keyword

直列回路 (series circuit)
直列接続の合成抵抗 R_s の添え字は直列(series)の頭文字.

合成抵抗(直列・並列接続) 29

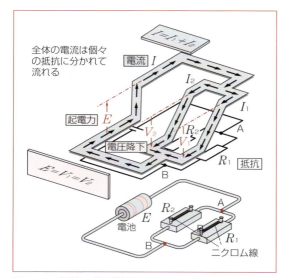

図3-14 抵抗の並列接続

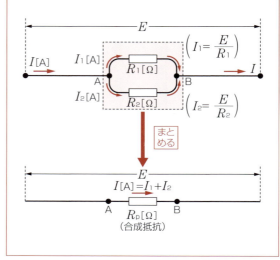

図3-15 並列接続の合成抵抗

keyword

並列回路（parallel circuit）

並列接続の合成抵抗 R_p の添え字は並列（parallel）の頭文字.

となります.

　図3-13のように，2つの抵抗 R_1, R_2 を合わせて1つの抵抗と考えた場合の抵抗 R_S を直列接続の**合成抵抗**といい，式（3-8）より，

$$E = R_S I \quad\cdots\cdots\cdots\cdots\cdots\cdots\cdots\cdots\cdots\cdots\cdots\cdots\cdots\cdots(3\text{-}9)$$

となり，式（3-8）と式（3-9）の抵抗の大きさ（右辺）を比べてみると，

$$R_S = R_1 + R_2 \quad\cdots\cdots\cdots\cdots\cdots\cdots\cdots\cdots\cdots\cdots\cdots(3\text{-}10)$$

が成り立ちます．これを，直列接続の合成抵抗 R_S といいます．一般に，n 個の抵抗 R_1, R_2, …R_n［Ω］を直列に接続すると，合成抵抗 R_S［Ω］は次のように表されます．

$$R_S = R_1 + R_2 \cdots R_n \quad\cdots\cdots\cdots\cdots\cdots\cdots\cdots\cdots\cdots(3\text{-}11)$$

　次に図3-14のように，並列に抵抗を接続することを**並列接続**といいます（家庭の電灯のつなぎ方と同じ）．この場合には，「**個々の抵抗の電圧降下は等しく，個々の抵抗に分かれて流れる電流の和は全電流の大きさに等しく**」なります（図3-15）.

　抵抗値が R_1［Ω］，R_2［Ω］の2つの抵抗を並列に接続して，起電力 E［V］を加えたときの，それぞれの抵抗の両端にかかる電圧は，起電力 E と等しくなります．各抵抗に流れる電流をそれぞれ I_1［A］，I_2［A］とすれば，

$$I_1 = \frac{E}{R_1} \quad\cdots\cdots\cdots\cdots\cdots\cdots\cdots\cdots\cdots\cdots\cdots\cdots(3\text{-}12)$$

$$I_2 = \frac{E}{R_2} \quad\cdots\cdots\cdots\cdots\cdots\cdots\cdots\cdots\cdots\cdots\cdots\cdots(3\text{-}13)$$

となり，各抵抗に流れる電流は（コンダクタンスに比例し）抵抗値に反比例します．図3-14のような閉回路において，回路の分岐点A, Bでは，

流れ込む電流の和（A点）と流れ出る電流の和（B点）は等しいため，その大きさは$I_1 + I_2$となります．したがって，電源電圧から流れ出る電流I［A］は，式（3-12）と式（3-13）より，

$$I = I_1 + I_2 = \left(\frac{1}{R_1} + \frac{1}{R_2}\right)E \quad \cdots\cdots\cdots\cdots\cdots\cdots (3\text{-}14)$$

となります．

図3-15のように，2つの抵抗R_1, R_2を合わせて1つの抵抗と考えた場合の抵抗Rを並列接続の**合成抵抗**といい，式（3-14）より，

$$I = \frac{E}{R_p} \quad \cdots\cdots\cdots\cdots\cdots\cdots\cdots\cdots\cdots\cdots (3\text{-}15)$$

となり，式（3-14）と式（3-15）の抵抗の大きさ（右辺）を比べてみると

$$\frac{1}{R_p} = \frac{1}{R_1} + \frac{1}{R_2} \quad \cdots\cdots\cdots\cdots\cdots\cdots\cdots\cdots (3\text{-}16)$$

が成り立ちます．これを，並列接続の合成抵抗R_pといいます．一般に，n個の抵抗R_1, R_2, $\cdots R_n$［Ω］を並列に接続すると，合成抵抗R_p［Ω］は次のように表されます．

$$\frac{1}{R_p} = \frac{1}{R_1} + \frac{1}{R_2} \cdots \frac{1}{R_n} \quad \cdots\cdots\cdots\cdots\cdots\cdots (3\text{-}17)$$

並列回路での実際の合成抵抗R_pを求める計算では，式（3-16）を変形して，

$$\frac{1}{R_p} = \frac{1}{R_1} + \frac{1}{R_2} = \frac{R_1 + R_2}{R_1 R_2} \quad \therefore R_p = \frac{R_1 R_2}{R_1 + R_2} \quad \cdots\cdots (3\text{-}18)$$

として求められます．すなわち，2個の抵抗の合成抵抗を求めるには，2個の抵抗の**和分の積**にて求めればよいことになります．抵抗が3つ以上に増えても，合成抵抗の求め方（式3-17）は変わりませんので，分母を通分すれば項目数は多くなりますが，すべて和分の積になることがわかると思います．

演習3

図において，$R_1 = 20\,\Omega$，$R_2 = 80\,\Omega$，電源電圧$E = 24\,\text{V}$のとき，以下の問いに答えよ．
(1) 回路の合成抵抗はいくらか．
(2) 回路に流れる電流はいくらか．
(3) 抵抗R_1, R_2に加わる電圧V_1, V_2はいくらか．

解答
(1) 合成抵抗は，式（3-11）より，
　　$R = R_1 + R_2 = 20\,\Omega + 80\,\Omega = 100\,\Omega$

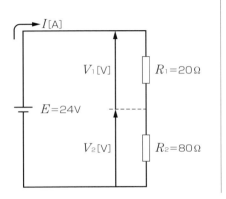

(2) 回路に流れる電流はオームの法則より，

$$I = \frac{E}{R} = \frac{24\text{ V}}{100\text{ }\Omega} = 0.24\text{ A}$$

(3) 回路の全電圧は，式 (3-9) より各々の抵抗 R_1，R_2 に加わる電圧 V_1，V_2 の和に等しいことから，

$$E = V_1 + V_2 = 24\text{ V} \quad\quad\quad\quad 式(A)$$

各抵抗によって生じる電圧降下は，各々の抵抗の大きさの比に等しいため，

$$V_1 : V_2 = R_1 : R_2 = 20 : 80 = 1 : 4$$
$$4V_1 = V_2 \quad\quad\quad\quad 式(B)$$

よって，式 (A)，(B) より，$V_1 = 4.8$ V，$V_2 = 19.2$ V となる．

演習 4

図のように，4 Ω，12 Ω，2 Ω の 3 つの抵抗と $E = 6$ V の電源電圧を接続したとき，次の問いに答えよ．

(1) AB 間の合成抵抗はいくらか．
(2) 回路全体（抵抗 3 つ）の合成抵抗はいくらか．
(3) 2 Ω の抵抗を流れる電流はいくらか．
(4) A 点の電位を 0 V とすると，B 点の電位は何 V か．
(5) 12 Ω の抵抗を流れる電流はいくらか．

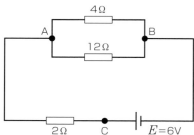

解答

(1) 求める合成抵抗を R_{AB} とすると，式 (3-17) より，

$$\frac{1}{R_{AB}} = \frac{1}{4} + \frac{1}{12} = \frac{3+1}{12} = \frac{1}{3} \quad \therefore R_{AB} = 3\text{ }\Omega$$

(2) 合成抵抗 R_{AB} と 2 Ω は直列接続のため，合成抵抗 R_{ABC} とは，

$$R_{ABC} = R_{AB} + 2 = 3 + 2 = 5\text{ }\Omega$$

(3) 2 Ω の抵抗を流れる電流は，合成抵抗を流れる電流に等しい．よって，オームの法則より，

$$I = \frac{E}{R_{ABC}} = \frac{6}{5} = 1.2\text{ A}$$

(4) 2 Ω の抵抗による電圧降下 V_{AC} は，

$$V_{AC} = RI = 2 \times 1.2 = 2.4\text{ V}$$

であるから，AB 間の電圧 V_{AB} は，

$$V_{AB} = 6 - 2.4 = 3.6\text{ V}$$

B 点の電位は，A 点の電位より V_{AB} だけ低いから，

$$V_B = 0 - 3.6 = -3.6\text{ V}$$

(5) 12 Ω の抵抗両端では，$V_{AB} = 3.6$ V の電圧降下が生じていることから，オームの法則より，

$$I = \frac{V_{AB}}{R} = \frac{3.6}{12} = 0.3\text{ A}$$

5　複雑な回路における解法

　4節まででオームの法則を用いた直列，並列回路について学んできましたが，ちょっと複雑な回路になると，オームの法則が万能というわけにはいかなくなってきます．例えば，電源が2カ所に入っている回路などは，別の方法を用いないと回路に流れる電流などを求めることができません．そこで本節では，**キルヒホッフの法則**による解法，**重ねの理**による解法，および**テブナンの定理**による解法を取り上げて回路の計算を行ってみましょう．

keyword

キルヒホッフの法則

現在のロシアのカーニングラード州で生まれた Gustav Robert Kirchhoff は，学生時代にオームの法則を拡張した電気法則を提唱し，1849年に電気回路におけるキルヒホッフの法則としてまとめあげた．この法則は電気工学において広く応用されている．(Wikipedia)

1. キルヒホッフの法則

　キルヒホッフの法則は，他の電気工学関連書籍においてかなり重要で難しそうに扱われていますが，実はこれまで学んできたオームの法則を拡大適用しただけにすぎないことを頭におきながら進めていけば，新しい技法などではないことがわかるでしょう．法則は2つあるので，1つずつ解説していきます．

1）第一法則（電流則）

　まず，回路に流れる電流について注目してみた場合（図3-16），「回路中のある接続点に流れ込む電流の代数和はゼロになる（→式3-19）」ということです．これをわかりやすく言い換えれば，「入ってくる電流の和と，出てゆく電流の和は等しい（→式3-20）」ということです．この法則を**電流則**ともいいます．

$$I_1 + I_4 - I_2 - I_3 - I_5 = 0 \quad \cdots\cdots\cdots\cdots\cdots\cdots\cdots\cdots\cdots\cdots\cdots\cdots(3\text{-}19)$$
$$I_1 + I_4 = I_2 + I_3 + I_5 \quad \cdots\cdots\cdots\cdots\cdots\cdots\cdots\cdots\cdots\cdots\cdots\cdots\cdots(3\text{-}20)$$

2）第二法則（電圧則）

　次に，電圧について考えてみましょう．普通，回路で電圧と称してい

Tips　キルヒホッフの第二法則

　電圧に関するこの法則は，キーワードとしては「高低差」によって電流が流れるということです．山登りが好きな人はわかりやすいと思いますが，ある山に登るとき，または山から下るとき，急な勾配のコースAと緩やかな勾配のコースBがあったとき，どちらのコースを選んでも，スタート地点とゴール地点が同じである高低差に対する「位置エネルギー（＝重量×重力加速度×高さ）」が変わらない，という現象とも対応できるでしょう．

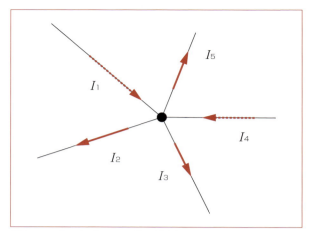

図3-16 キルヒホッフの第一法則

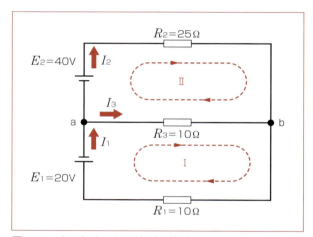

図3-17 キルヒホッフの法則の適用

るものは，正確には電位差であることを「3 抵抗の接続と電圧降下」（26頁）で説明しました．回路の各部には「電気的にみた高さ」である電位が存在し，電位の高いところと低いところの間にはどちらかを基準にすれば電位差が存在しています．この電位差（地面の高さでいえば標高差）にしたがって，電流は「電位の高いところから電位の低いところへ流れる」（図3-10, 27頁参照）ことを理解できれば，キルヒホッフの第二法則は目新しいことではないことに気付くでしょう．一般的には，「1つの閉回路でその中に含まれる電位差（電圧降下）の代数和と，起電力の代数和は等しい」となります．言い換えると，「回路内の電位の高いところと低いところの高低差は，どの閉回路を選んでも変わらない（1つの閉回路については電位差の和は0）」と考えればよいでしょう．

なお，どちら向きに閉回路を作るかで，電圧の正負が変わってきます（図3-17）．

3) キルヒホッフの法則の適用

それでは，2つの法則を活かして電気回路の問題を解く幅を広げてみましょう．

図3-17において，まずa点に着目し，a点に流れ込む電流をI_1，a点から分かれる電流をI_2，I_3として第一法則を当てはめてみると，

$$I_1 = I_2 + I_3 \quad\cdots\cdots\cdots(3\text{-}21)$$

となります．

次に閉回路Ⅰについて，矢印の方向に沿って第二法則を当てはめてみると（右回りを正とすると），

$$R_1 I_1 + R_3 I_3 = -E_1 \quad\cdots\cdots\cdots(3\text{-}22)$$

となります．閉回路Ⅰで，起電力E_1と電流I_1の向きは逆なので，起電力E_1は負となります．また，「起電力の和＝電圧降下の和」として考えると，式（3-22）は，

$$-E_1 - R_1 I_1 - R_3 I_3 = 0 \quad (+E_1 + R_1 I_1 + R_3 I_3 = 0) \quad\cdots\cdots(3\text{-}22')$$

となります．

同様に閉回路Ⅱについて，矢印の方向に沿って第二法則を当てはめてみると（右回りを正とすると），電流I_2の向きとI_3の向きは逆になるので，

$$R_2 I_2 - R_3 I_3 = E_2 \quad\cdots\cdots\cdots(3\text{-}23)$$

となります．起電力E_2と電流I_2の向きは同じなので，起電力E_2は正となります．閉回路Ⅰと同様に「起電力の和／電圧降下の和」として考えると，式（3-23）は，

$$+E_2 - R_2 I_2 + R_3 I_3 = 0$$
$$(-E_2 + R_2 I_2 - R_3 I_3 = 0) \quad\cdots\cdots\cdots(3\text{-}23')$$

となります．つまり，この図3-17においては，「閉回路Ⅰ（式3-22）を通っても，閉回路Ⅱ（式3-23）を通っても，ある地点（a点）からスタートして1周して同じ地点に戻ってくると，電位は元と同じになる（電位差＝0 V）」ということを表しているのがこの第二法則となることを理解していただければよいでしょう．

以上をふまえて，式（3-21〜23）に回路中の値を代入し，方程式の計算を行ってみましょう．

式（3-22），式（3-23）より，

$$10 I_1 + 10 I_3 = -20 \quad\cdots\cdots\cdots(3\text{-}24)$$
$$25 I_2 - 10 I_3 = 40 \quad\cdots\cdots\cdots(3\text{-}25)$$

式（3-21）を式（3-24）に代入し整理すると，

$$10(I_2 + I_3) + 10 I_3 = 10 I_2 + 20 I_3 = -20 \quad\cdots\cdots(3\text{-}26)$$

式（3-25）の両辺に2を乗じると，

$$50 I_2 - 20 I_3 = 80 \quad\cdots\cdots\cdots(3\text{-}25')$$

となるので，式（3-25'）と式（3-26）の両辺を加えると，

$$60 I_2 = 60$$
$$\therefore I_2 = 1 \mathrm{A} \quad\cdots\cdots\cdots(3\text{-}27)$$

複雑な回路における解法　35

式 (3-27) を式 (3-25) に代入すると，

$25 \times 1 - 10I_3 = 40$

$-10I_3 = 40 - 25 = 15$

$\therefore I_3 = -1.5 \text{ A}$ ・・・・・・・・・・・・・・・・・・・・・・・・・・・・・・・・・(3-28)

式 (3-27)，式 (3-28) を式 (3-21) に代入すると，

$I_1 = I_2 + I_3 = 1 + (-1.5) = -0.5 \text{ A}$

となります．

2. 重ねの理

前述したキルヒホッフの法則では，式 (3-19) から連立方程式を用いて解いていかなければならなかったため，ここでは，オームの法則による直列・並列・直並列の回路計算を応用して解く**重ねの理**の方法について考えてみましょう．

まず，図3-18 (a) において，抵抗 R [Ω] に流れる電流 I [A] を求めてみましょう．この回路では電圧源が2つあるので，それぞれの電圧源ごとの回路を考えていきます．

まず，図3-18 (b) のように，電圧源Bを取り除いてc-d間を短絡（ショート）し，電圧源 E_1 だけの回路を作ります．このとき，抵抗 R に流れる電流 I' [A] は，電流の正の向きを時計回りとすると，

$$I' = \frac{E_1}{r_1 + r_2 + R} \quad \cdots\cdots\cdots\cdots\cdots\cdots\cdots\cdots\cdots\cdots(3\text{-}29)$$

となります．次に，図3-18 (c) のように電圧源Aを取り除きa-b間を短絡し，電圧源 E_2 だけの回路を作ります．抵抗 R に流れる電流 I'' [A] は，電流の向きを反時計回りとすると，

$$I'' = \frac{E_2}{r_1 + r_2 + R} \quad \cdots\cdots\cdots\cdots\cdots\cdots\cdots\cdots\cdots\cdots(3\text{-}30)$$

となります．ここで，もとの回路（図3-18 (a)）の抵抗 R に流れる電流 I [A] の向きを正とすると，電流 I' [A] はこれと向きが一致するので正となり，電流 I'' [A] は逆向き（反時計回り）になるので負とな

keyword

重ねの理 (principle of superposition)

複数の電源と抵抗から構成される回路において，各経路に流れる電流は，個々の電圧が単独で存在し他の電圧は取り除いてそこを短絡したときに，その経路に流れる電流の代数和に等しい．

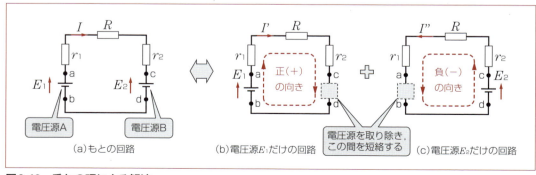

図3-18　重ねの理による解法

ります．そこで，式（3-29）と式（3-30）を合成すると，

$$I = I' + (-I'') = \frac{E_1}{r_1 + r_2 + R} - \frac{E_2}{r_1 + r_2 + R} = \frac{E_1 - E_2}{r_1 + r_2 + R} \quad \cdots (3\text{-}31)$$

となり，2つの回路を重ねることにより，電流を求めることができます．

3. テブナンの定理

　テブナンの定理も，これまで説明してきた2つの解法と同様に，複数の電源と抵抗から構成される複雑な回路に，簡単な回路モデル（電源と抵抗を直列に接続した回路）として考えたときに得られる電圧や抵抗に流れる電流を単一の内部抵抗のある**電圧源**に変換して求める方法です．

　そこで，キルヒホッフの法則で用いた複数電源をもつ回路を考えます（図3-19）．図3-20のように，抵抗R_3を図3-19の回路から切り離して考えてみましょう．

　最初に，図3-20のE_1，E_2，R_1，R_2から構成される回路を，電圧源E_0，抵抗R_0からなる等価回路に変換し，E_0［V］を求めます．E_0は，抵抗R_3がつながっていた2点間を**開放**（オープン）にしたときの電圧となるため，抵抗R_1，R_2による分圧を考えると，

$$E_0 = \frac{E_1 R_2 + E_2 R_1}{R_1 + R_2} \quad \cdots\cdots\cdots\cdots\cdots\cdots\cdots\cdots\cdots\cdots\cdots(3\text{-}32)$$

となります．

　次に，R_0［Ω］は，回路中のすべての電源を**短絡**（ショート）したと仮定した場合の回路にて，抵抗R_3がつながっていた2点間からみた抵抗R_1とR_2の並列の値となるため，

$$R_0 = \frac{R_1 \cdot R_2}{R_1 + R_2} \quad \cdots\cdots\cdots\cdots\cdots\cdots\cdots\cdots\cdots\cdots\cdots\cdots\cdots(3\text{-}33)$$

となります．

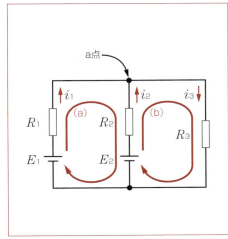

図3-19　複数電源の回路例

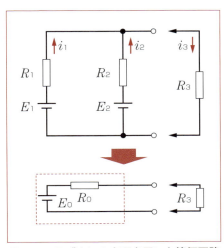

図3-20　テブナンの定理を用いた等価回路

複雑な回路における解法　37

そこで，抵抗R_3に流れる電流i_3［A］は，図3-20下の等価回路をみてわかるように，電圧E_0に抵抗R_3と抵抗R_0が直列接続となっているため，

$$i_3 = \frac{E_0}{R_0 + R_3} \quad \cdots\cdots\cdots\cdots\cdots\cdots\cdots\cdots\cdots\cdots(3\text{-}34)$$

となり，等価回路を用いて表された式（3-34）を**テブナンの定理**といいます．

　式（3-34）に式（3-32），式（3-33）を代入すると，

$$i_3 = \frac{E_1 R_2 + E_2 R_1}{R_1 + R_2} \cdot \frac{1}{\dfrac{R_1 \cdot R_2}{R_1 + R_2} + R_3}$$

$$= \frac{E_1 R_2 + E_2 R_1}{R_1 \cdot R_2 + R_1 \cdot R_3 + R_2 \cdot R_3} \quad \cdots\cdots\cdots\cdots\cdots\cdots(3\text{-}35)$$

となります．

　一般に，テブナンの定理は，負荷（抵抗）を開放したときの電源部の電圧をE_f［V］，電源を取り除いたときの電源部の内部抵抗をR_0［Ω］，負荷をR_L［Ω］，負荷に流れる電流をI_L［A］，負荷を接続したときの電圧をE_L［V］とすると，

$$I_L = \frac{E_f}{R_0 + R_L} \quad \cdots\cdots\cdots\cdots\cdots\cdots\cdots\cdots\cdots\cdots(3\text{-}36)$$

$$E_L = \frac{R_L}{R_0 + R_L} E_f \quad \cdots\cdots\cdots\cdots\cdots\cdots\cdots\cdots\cdots(3\text{-}37)$$

で表すことができます．なお，電源を取り除く場合，電圧源の場合は短絡，電流源の場合は開放して等価回路を作ります．

6 ｜ 抵抗の測定方法

　ここでは，これまで述べてきたオームの法則やキルヒホッフの法則が適用できる回路で，実際に抵抗を測定する方法について考えてみましょう．抵抗の測り方には，抵抗の大きさや精度によってさまざまな方法があります．

　電気回路などの実験で用いられる中位の抵抗（1Ω～1MΩ）の測定法には，次の3つがあります．

①テスタの**抵抗測定モード**：テスタ内のオーム計により抵抗値を直接読む方法．

②**電圧・電流計法**：電圧計と電流計を用いて抵抗値を求める測定法．

③**ブリッジ法**：ブリッジの平衡条件から抵抗値を求める測定法．

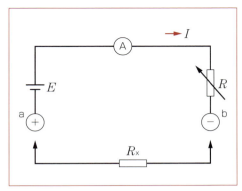

図3-21 オーム計の原理

ここでは一般的な抵抗測定に使われている①と②の測定について説明しましょう（③については次節参照）．

1. テスタによる測定

抵抗を直接測る一般的な方法は，テスタの抵抗測定モード（**オーム計**）を利用する方法です．この測定法は，次節で述べるブリッジ法のような精度の高い測定はできませんが，測定値をオーム計に指示し，読み取ることができるので，簡便で迅速な測定が可能です．

オーム計は，回路の中に組み込まれている抵抗と被測定抵抗から，オームの法則を用いて被測定抵抗の大きさを求める方法です（図3-21）．R_xは被測定抵抗，Rは**ゼロオーム調整**用抵抗，Eはテスタ内に組み込まれた電池電圧，Aは定格電流 $100\,\mu A$ 程度の電流計です．まず，被測定抵抗R_xを測定端子間（＋と－）に接続したときに，電流計に流れる電流Iは，電流計の内部抵抗をr_Aとすると，回路内のすべての抵抗が直列に接続されているので，次のように表すことができます．

$$I = \frac{E}{r_A + R + R_x} \qquad \therefore R_x = \frac{E}{I} - (r_A + R) \quad \cdots\cdots\cdots\cdots (3\text{-}38)$$

したがって，E，R，r_Aの値がわかれば，電流計の読みIにより，抵抗値R_xがわかります．また，電流に対してR_xの値を目盛れば直接抵抗の値を読み取ることができ，これがテスタのオーム計モードの目盛りとなっています（図3-22）．ディジタルテスタの場合は，抵抗値を数値で表示します（図3-23）．

式（3-38）をみると，電池電圧Eが変化すると，R_xは誤差を生じるため，オーム計を使用する前に，まず端子a，bを短絡して計器の指示が0Ωを示すようにRを調整しておき，次に端子a，b間に被測定抵抗R_xを接続して測定します．

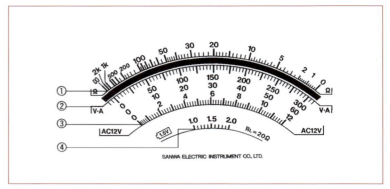

図3-22　オーム計の目盛：アナログテスタ
①の目盛りをオーム計として使用．(SANWA電気計器(株)　KIT-8Dより)

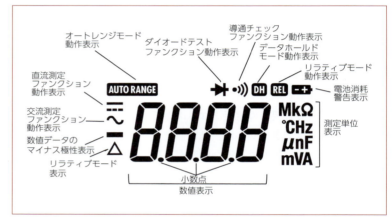

図3-23　オーム計の表示：ディジタルテスタ
(SANWA電気計器(株)　CD771より)

2. 電圧・電流計法

　この方法は，被測定抵抗に電流を流すと電圧降下を生じることから，電圧計と電流計にてそれぞれ電圧・電流を測定し，オームの法則により被測定抵抗の値を求める方法です（**図3-24**）．

　回路の電源電圧をE，被測定抵抗に流れる電流をIとすれば，被測定抵抗R_x〔Ω〕は，

$$R_x = \frac{E}{I} \quad \cdots\cdots\cdots\cdots\cdots\cdots\cdots\cdots\cdots\cdots\cdots\cdots\cdots\cdots\cdots\cdots\cdots\cdots\cdots\cdots (3\text{-}39)$$

として求められます．したがって，被測定抵抗R_xを求める場合，図3-24（a），（b）のように，電流計と電圧計を用いてIとEを測定することにより，R_xを求めることができます．

　図3-24（a）の場合，電圧計にもわずかに電流が流れるので，電流計の指示Iと抵抗R_xを流れる電流I_Rは異なった値となります．電圧計の

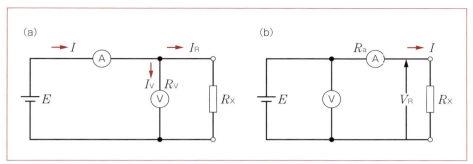

図3-24　電圧・電流計法

指示をV，電圧計の内部抵抗をR_vとすると，

$$I_R = I - I_v = I - \frac{E}{R_v} \quad \therefore R_x = \frac{E}{I_R} = \frac{E}{I - \frac{E}{R_v}} \quad \cdots\cdots\cdots\cdots(3\text{-}40)$$

となります．式（3-40）より，$R_x \ll R_v$であれば，$R_x \fallingdotseq E/I$となります．

図3-24（b）の場合は，電流計に内部抵抗R_aがあり，これによる電圧降下分を考える必要があるので，電圧計の指示VとR_xに加わっている電圧V_Rとは異なり，

$$V_R = V - IR_a$$

$$\therefore R_x = \frac{V_R}{I} = \frac{V - IR_a}{I} = \frac{V}{I} - R_a \quad \cdots\cdots\cdots\cdots\cdots\cdots(3\text{-}41)$$

となります．式（3-41）より，$R_x \gg R_a$であれば，$R_x \fallingdotseq V/I$としてR_xを計算することができます．

電圧計と電流計 （▶電圧・電流の測定は，44頁で説明します）

電圧計や電流計は，文字どおり電圧・電流を測定する計器です．測定の原理は，もちろんオームの法則を基本としていますが，計器としての原理構造は『生体計測装置学』の計測基礎の部分で学ぶとして，ここでは直流電圧・直流電流の一般的な計測法を2つ紹介します．

1つは，**指示電気計器**とよばれる**可動コイル形**直流電圧・電流計を用いる計測です．これは，測定しようとする箇所に，電圧計の場合は並列に，電流計の場合は直列に接続して測定を行います．可動コイル形は精度がよく，計器の内部抵抗値が大きいため，計器内の消費電力値が小さく，測定対象の精度に合わせた階級の精度をもつ計器を選ぶことができます．例えば，携帯用の直流電圧計では0.5 Vから300 V程度まで1.0級（計器の誤差が±1.0％以内）で測定できるタイプが市販されています．

もう1つは，**テスタ**や**マルチメータ**とよばれる計器で電流・電圧を測定します．これは，言葉のとおり，電流・電圧・抵抗はもとより，導通チェックやキャパシタ容量，温度測定など，複数の物理量を1つの計器（メータ）で測定できる優れものです．上記同様，可動コイル形のアナログタイプやディジタル表示のタイプがあります．

このことから，被測定抵抗R_xを正確に求めるためには，式（3-40）または式（3-41）によって求めなければなりませんが，大まかな測定でよい場合は，式（3-39）を用いて計算してもよいでしょう．

7 　未知抵抗の測定（ブリッジ回路）

抵抗値の測定法
「6 抵抗の測定方法」38頁で紹介したとおり，電流計や電圧計の内部抵抗や，「9 電圧源の接続と内部抵抗」50頁で説明する電池の内部抵抗などが関係し，計測器の精度によって誤差が生じる．

　回路の途中を迂回して導通させる方法を短絡といいましたが（「1 電気回路とは」（19頁）参照），川に橋をかけるような方法を**ブリッジ**（橋絡）といい，ブリッジを用いた回路を**ブリッジ回路**といいます．ブリッジ回路は**ホイートストンブリッジ回路**ともよばれ，ひずみゲージなどの抵抗測定に用いられる回路です（図3-25）．この回路を用いて，抵抗値の不明な抵抗器を精度よく測定することができます．図3-25に示したGは**検流器**とよばれる計器で，電流が流れたかどうか，またはどちらの方向へ電流が流れたかを精密に測定する計器ですが，一般的には内部抵抗の小さい電流計やテスタを用いて代用できます．

　そこで，まずブリッジと短絡との違いについて考えてみましょう（図3-26）．

　図3-26において，スイッチAを入れると，イ点と口点がスイッチAによって短絡され，抵抗R_1，R_2には電流が流れません．一方，スイッチBを入れた場合は，ハ点と二点が短絡され，電流の流路ができます．この状態をブリッジするといい，R_3〜R_6の抵抗の大きさの状態で，流路（ハ–二点間）に電流が流れるかどうかが決まってきます．つまりスイッチAは，ON（短絡＝ショート）とOFF（開放＝オープン）で回路の状態は変わってきますが，スイッチBによるON/OFFで回路の状態に変化がないときは，このブリッジは**平衡**しているといい，これはR_3

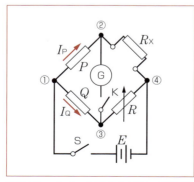

図3-25　ホイートストンブリッジ回路

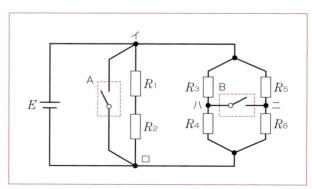

図3-26　短絡とブリッジの考え方

～R_6の抵抗の大きさ（＝平衡条件）によって決まることになります．

それでは，実際のブリッジ回路による抵抗の測定方法について考えてみましょう（図3-25）．

図3-25のブリッジ回路が平衡しているとき（検流計の針が振れないとき）は，②点と③点の電位が等しくなったときと考えられます．このとき，次の関係が成り立ちます．

$PI_P = QI_Q \quad R_x I_P = R I_Q$（$P, Q, R, R_x$は抵抗）

$$\therefore \frac{P}{R_x} = \frac{Q}{R} \quad または \quad PR = QR_x \quad \cdots\cdots\cdots(3\text{-}42)$$

ここで，R_xに未知抵抗をつなぎ，P, Q, Rの大きさが既知の場合，

$$R_x = \frac{P}{Q} \cdot R \quad \cdots\cdots\cdots\cdots\cdots\cdots\cdots\cdots\cdots\cdots\cdots\cdots(3\text{-}43)$$

となり，未知抵抗R_xを求めることができます．式（3-43）を用いて未知抵抗を測定する回路をホイートストンブリッジ回路といいます．

式（3-43）の右辺からわかるように，可変抵抗Rを調節し，抵抗PとQにそれぞれ10，100，1,000 Ωの3種類を組み合わせるだけでも，P/Qが0.01～100倍の変化が取れるため，抵抗PとQをブリッジの**比例辺**（ration arm），可変抵抗Rを**平衡辺**（balancing arm）ともいいます．

演習5

図3-25において，$P = 510$ Ω，$R = 10$ Ωとし，$Q = 100$ Ωのとき，検流計に電流が流れないときの未知抵抗R_x［Ω］の大きさはいくらか．

解答

ブリッジ回路の平衡条件の式（3-43）より，未知抵抗を求めると，

$$R_x = \frac{P \cdot R}{Q} = \frac{510 \times 10}{100} = 51 \text{ Ω}$$

ブリッジ回路の応用例：血圧トランスデューサ（ストレインゲージ）

ひずみゲージを利用した測定に，観血式血圧計のトランスデューサがあります．このトランスデューサにはブリッジ回路が用いられており，血圧の脈圧による変動（ひずみ：抵抗の変化分）をブリッジ回路の原理を利用して圧力を計測しています．

未知抵抗の測定（ブリッジ回路） 43

8 電圧・電流の測定

電圧や電流はどのように測定すればよいでしょう？ 説明するまでもなく，これまで学習したオームの法則の原理を用いるのはもちろんですが，どのような計測法・計測機器を使えば，身近な電圧や電流を測定できるでしょうか？

電圧や電流の測定を行うときは，得ようとする電圧や電流の測定値にどのくらいの精度が求められているかに応じて，使用する計器および測定方法を選ぶ必要があります（Tips「電圧計と電流計」41頁参照）．測定精度に応じた計器や測定方法の選び方は『生体計測装置学』に譲るとして，ここでは電圧計と電流計を用いた測定方法と分圧・分流の考え方について学んでいきましょう．

1. 直流電圧の測定

電圧計は，回路の2点間の電圧（電位差）を測定する計器で，測定したい2点間に並列に計器を接続します（図3-27）．そのため，電圧計に流れる電流のために測定する電圧が変化しないように，電圧計の内部抵抗は大きくしてあります．オームの法則のとおり，電流が流れる道筋にある抵抗が大きければ電流は流れにくくなりますが，電流を流さないとオームの法則を利用した電圧測定ができません．このジレンマを解消するため，回路と並列に接続して測定を行う電圧計は，測定回路で使われている抵抗より十分に大きな内部抵抗をもった電圧計を用いる必要があります．例えば，電気回路実験などで用いられるアナログの小型携帯用電圧計の場合，**内部抵抗**は10 kΩ/V程度の仕様となっています．したがって，100 Vレンジで直流電圧を測定する場合の内部抵抗は，

$$100 \text{ V} \times 10 \text{ kΩ/V} = 1000 \text{ kΩ} = 1 \text{ MΩ} \quad \cdots\cdots\cdots\cdots(3\text{-}44)$$

となります．

また，ディジタルテスタやディジタルマルチメータとよばれるディジタル形式のテスタ（Tips「電圧計と電流計」41頁参照）における直流電圧測定モードの内部抵抗は，前述のアナログタイプの電圧計と比較して非常に大きく，直流電圧100 Vを測定する場合は10 MΩ程度の仕様となっています．

直流電圧の測定において，電圧計の最大目盛りが V_0 [V] のものを使用して，最大電圧 nV_0 [V] まで測定するには，$(n-1)V_0$ [V] の電圧が加わる R_V [Ω] の抵抗を電圧計に直列に接続します（図3-28）．電圧計の内部抵抗を r_V [Ω]，電圧計に流れる電流を I [A] とすると，

小型携帯用 電圧・電流計
アナログタイプの電圧計・電流計（指示電気計器）．電圧・電流を力・変位などの力学量に変換して，「目盛板（スケール）」と「指針」によって測定値を読み取るタイプ（図3-22）．電圧計の場合，YOKOGAWA小型携帯用電圧計2051シリーズなどが教育現場ではよく用いられている．

ディジタルマルチメータの内部抵抗
「入力抵抗」と表記されている．例えば，SANWA電気計器のディジタルマルチメータCD731タイプの場合，直流電圧100 Vを測定するレンジ（320.0 V）の入力抵抗は，約10 MΩとなっている．

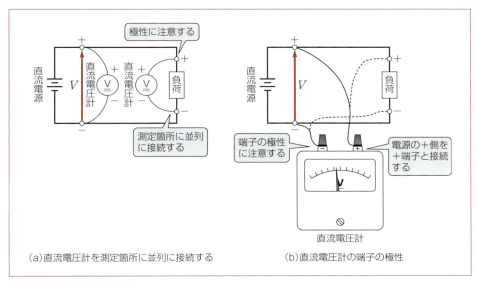

図3-27 直流電圧の測定

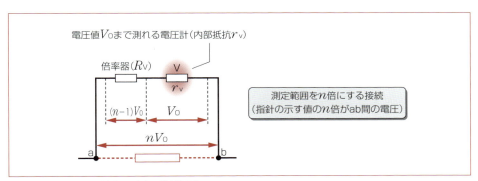

図3-28 電圧計と倍率器（直列抵抗器）

$$I = \frac{V_0}{r_V} = \frac{(n-1)V_0}{R_V} \quad \cdots\cdots\cdots\cdots\cdots\cdots\cdots\cdots\cdots\cdots\cdots\cdots (3\text{-}45)$$

となることから，R_Vはr_Vを用いて表すと，

$$R_V = (n-1)r_V \quad \cdots\cdots\cdots\cdots\cdots\cdots\cdots\cdots\cdots\cdots\cdots\cdots (3\text{-}46)$$

となります．したがって，使用する電圧計の最大レンジよりn倍の電圧を測定する場合は，電圧計と直列にR_V [Ω] の抵抗を接続すればよいことがわかり，この抵抗R_V [Ω] を電圧計の**倍率器（直列抵抗器）**といいます．

また，前述のディジタル形式のテスタを用いた直流電圧測定では，テスタの内部に**分圧器**（potential divider）を用いることにより，高電圧およびレンジの変化に対応した測定を可能としています（**図3-29 (b)**）．分圧器を用いた回路は，図3-29（a）に示したように，測定回路の分圧用抵抗R_1とR_2を用いて，測定回路に加えられた電圧値を分圧（電圧を

keyword

倍率器

電圧計測において，電圧計と直列に接続する抵抗をこれまでは「倍率器」とよんでいたが，JISの改正により「直列抵抗器」とよぶようになった．本書では，倍率器と直列抵抗器を並記する．

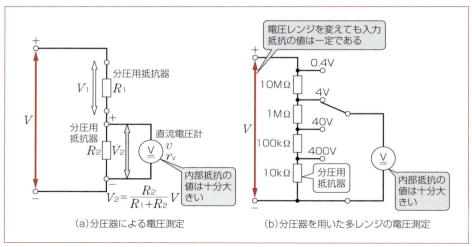

図3-29　分圧器による高電圧測定

抵抗の大きさの割合で分ける）しています．この測定例では，分圧された抵抗R_2には電圧計が並列に接続されているため，電圧計の内部抵抗r_V［Ω］と分圧器の抵抗R_2［Ω］の大きさが，$R_2 \ll r_V$のとき，

$$V = \frac{R_1 + R_2}{R_2} V_2 \quad \cdots\cdots\cdots\cdots\cdots\cdots\cdots\cdots\cdots\cdots\cdots\cdots\cdots\cdots\cdots\cdots\cdots (3\text{-}47)$$

となります．V［V］は回路全体の電圧，V_2［V］は抵抗r_Vの部分の分圧となり，式（3-47）より，

$$V_2 = \frac{R_2}{R_1 + R_2} V \quad \cdots\cdots\cdots\cdots\cdots\cdots\cdots\cdots\cdots\cdots\cdots\cdots\cdots\cdots\cdots\cdots (3\text{-}48)$$

と表すことができます．同様に，分圧された抵抗R_1の分圧V_1［V］は，

$$V_1 = \frac{R_1}{R_1 + R_2} V \quad \cdots\cdots\cdots\cdots\cdots\cdots\cdots\cdots\cdots\cdots\cdots\cdots\cdots\cdots\cdots\cdots (3\text{-}49)$$

となり，分圧された電圧は，抵抗の比になっています．

また，式（3-48）と式（3-49）を加えると，

$$V = V_1 + V_2 \quad \cdots\cdots\cdots\cdots\cdots\cdots\cdots\cdots\cdots\cdots\cdots\cdots\cdots\cdots\cdots\cdots\cdots\cdots\cdots\cdots (3\text{-}50)$$

となり，分圧された電圧の和が元の電圧と等しいことも証明されました．

2. 直流電流の測定

電流計は導線を流れる電流を測定する計器で，測定したい回路に直列に接続します（図3-30）．そのため，電流計の接続による電流の変化を最小限に抑えるために，電流計の内部抵抗は小さく設計されています．電気回路実験などで用いられるアナログの小型携帯用電流計（44頁参照）では，例えば1 mAレンジで電流を測定する場合，内部抵抗は390 Ωとなっており，直流電圧計の内部抵抗と比較して小さいことがわかります．また，ディジタルテスタにて同じレンジで比べると，500 Ωの仕

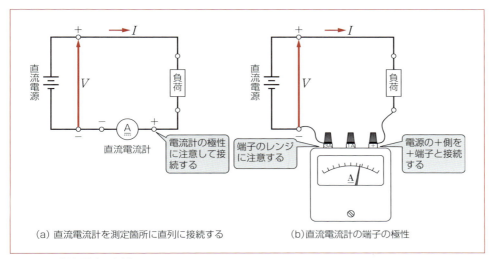

図3-30　直流電流の測定

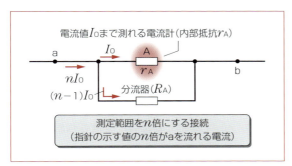

図3-31　電流計と分流器

様となっています．

　直流電流の測定において，電流計の最大目盛りがI_0［A］のときに，最大電流nI_0［A］まで測定するには，$(n-1)I_0$［A］の電流を流す分路を利用します（**図3-31**）．例えば，最大目盛り30 Aのアナログ小型携帯用電流計や，最大レンジ20 Aのディジタルテスタを用いて30 A（20 A）以上の電流測定を行うには，電流計と並列に抵抗を挿入する必要があります．電流計に流れる電流はI_0［A］なので，分路の抵抗R_A［Ω］，電流計の内部抵抗r_A［Ω］，電流計の両端の電位差をV［V］とすると，

$$V = r_A \cdot I_0 = R_A(n-1)I_0 \quad \cdots\cdots\cdots\cdots\cdots\cdots\cdots\cdots\cdots\cdots(3\text{-}51)$$

となることから，R_Aはr_Aを用いて表すと，

$$R_A = \frac{r_A}{n-1} \quad \cdots\cdots\cdots\cdots\cdots\cdots\cdots\cdots\cdots\cdots\cdots\cdots\cdots\cdots(3\text{-}52)$$

となります．したがって，使用する電流計の最大レンジよりn倍の電流を測定する場合は，電流計と並列にR_A［Ω］の抵抗を接続すればよいことがわかり，この抵抗R_A［Ω］を電流計の**分流器**といいます．

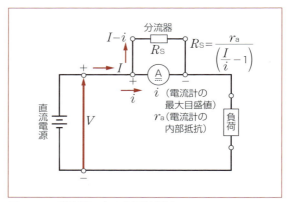

図3-32 分流器による大電流測定

　また，前述のようにディジタル形式のテスタを用いた直流電流測定では，テスタの内部に分流器が組み込まれているため，高電流（～20 A）の測定を可能としています．分流器を用いた回路における電流測定を考えると，測定回路の分流用の抵抗（分流器）R_Sを接続することによって，電流計の測定範囲を拡大することが可能になります（図3-32）．いま図3-32において，電流計の最大目盛りの値がi［A］で，電流計の内部抵抗r_a［Ω］の電流計に，抵抗R_S［Ω］の分流器を並列に接続して，この計測計で電流I［A］を測定した場合，分流された抵抗の両端電圧は等しいことから，分流器の抵抗R_S［Ω］は，

$$R_S(I-i) = r_a i \quad \therefore R_S = \frac{r_a i}{I-i} = \frac{r_a}{\left(\dfrac{I}{i}-1\right)} \quad \cdots\cdots\cdots\cdots(3\text{-}53)$$

として求めることができます．

　次に，図3-32を2つの抵抗R_1, R_2を用いた並列回路として書き直して，各々の抵抗を流れる分流を考えてみましょう（図3-33）．電源から流れ出した電流Iが2つの電流I_1［A］とI_2［A］に分流した場合，分流した電流の大きさは全電流に対して，「電流が流れる部分の抵抗とは逆の抵抗と全抵抗との比（=抵抗R_1［Ω］に流れる電流I_1［A］を求める式の分子がR_2［Ω］)」となります．これを確かめてみると，図3-33において分流された抵抗R_1［Ω］，抵抗R_2［Ω］に流れる電流をそれぞれI_1［A］, I_2［A］とすると，

$$I = I_1 + I_2 \quad \cdots\cdots\cdots\cdots\cdots\cdots\cdots\cdots\cdots\cdots\cdots\cdots\cdots\cdots\cdots(3\text{-}54)$$

となります．この2つの抵抗にかかる電圧は，回路全体の電圧V［V］となるため，それぞれの抵抗に流れる電流は，

$$I_1 = \frac{V}{R_1} \quad \cdots\cdots\cdots\cdots\cdots\cdots\cdots\cdots\cdots\cdots\cdots\cdots\cdots\cdots\cdots\cdots(3\text{-}55)$$

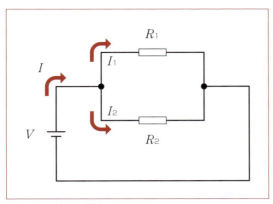

図3-33 並列回路による分流

$$I_2 = \frac{V}{R_2} \quad \cdots\cdots\cdots\cdots\cdots\cdots\cdots\cdots\cdots\cdots\cdots\cdots\cdots (3\text{-}56)$$

と表すことができます．したがって，式 (3-50) に式 (3-51)，式 (3-52) を代入すると，電流と電圧は，

$$I = \frac{V}{R_1} + \frac{V}{R_2} = \frac{R_1 + R_2}{R_1 R_2} V$$

$$\therefore V = \frac{R_1 R_2}{R_1 + R_2} I \quad \cdots\cdots\cdots\cdots\cdots\cdots\cdots\cdots\cdots\cdots (3\text{-}57)$$

となります．

そこで，式 (3-57) を式 (3-55)，式 (3-56) に代入して，分流された電流と全電流の関係を求めると，

$$I_1 = \frac{\frac{R_1 R_2}{R_1 + R_2}}{R_1} \cdot I = \frac{R_2}{R_1 + R_2} \cdot I \quad \cdots\cdots\cdots\cdots\cdots (3\text{-}58)$$

$$I_2 = \frac{\frac{R_1 R_2}{R_1 + R_2}}{R_2} \cdot I = \frac{R_1}{R_1 + R_2} \cdot I \quad \cdots\cdots\cdots\cdots\cdots (3\text{-}59)$$

で表され，分流された電流は「抵抗 R_1 [Ω] に流れる電流 I_1 [A] を求める式の分子が R_2 [Ω]」となることが証明されました（式 (3-58) と式 (3-59) を見比べてみてください）．これは，抵抗の両端の電圧（電位差）が等しければ（並列の場合），分流した電流は抵抗の少ないほうには多く流れ，抵抗が大きいほうには少なく流れる，というオームの法則どおりになるわけです．

演習6

フルスケール5V, 内部抵抗50kΩの電圧計がある. これを, 50Vの電圧計として使用したい場合, 分圧器として何Ωの抵抗をどのように接続すればよいか.

解答

フルスケール（最大目盛り）のn倍の電圧を測定する場合, 分圧器として抵抗を電圧計に対して直列に接続し, 電圧計（内部抵抗）1に対して, 分圧器の抵抗に$(n-1)$倍の電圧がかかるようにすればよい（式3-46）.

したがって, $n = \dfrac{50 \text{ V}}{5 \text{ V}} = 10$倍であるから, 分圧器の抵抗は, 内部抵抗1に対して, $10 - 1 = 9$倍の抵抗を用いればよいため, $50 \text{ k}\Omega \times 9 = 450 \text{ k}\Omega$の抵抗を直列接続する（図）.

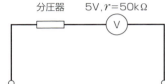

演習7

フルスケール0.1A, 内部抵抗10Ωの電流計がある. これを, 1Aまで測定できる電流計として使用したい場合, 分流器として何Ωの抵抗をどのように接続すればよいか.

解答

フルスケール（最大目盛り）のn倍の電流を測定する場合, 分流器として電流計（内部抵抗）に対して, $\dfrac{1 \text{ A}}{0.1 \text{ A}}$倍の抵抗を並列に接続すればよい（式3-52）.

したがって, $n = 10$倍であるから, 分流器の抵抗は, $10\,\Omega / (10-1) \fallingdotseq 1.1\,\Omega$を右図のように並列接続する.

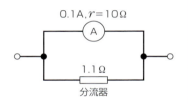

9 電圧源の接続と内部抵抗

本章の最後に, 電圧源を使った回路について説明しましょう.

直流回路で用いられる電圧源には, 一般に電池や直流安定化電源とよばれるタイプの電圧源があります. 電池は誰でも必ず使ったことがある, 毎日お世話になっているといっても過言ではない「電気エネルギー」の1つですが, 後述するように, 使用していくうちに電圧が下がってしまうので, 一定電圧を持続的に供給する回路には向きません. 一方, 直流安定化電源は, 電子機器などに必要とされる直流電源を商用交流電源から作り出すタイプの電源です. その種類として, 出力電圧を一定にする定電圧電源, 出力電流を一定にする定電流電源, またその両者を備えた

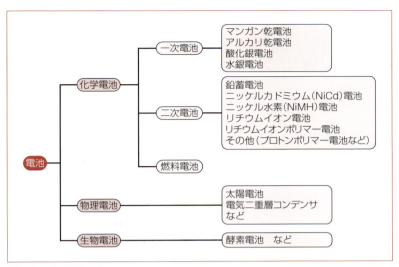

図3-34 電池の分類

定電圧定電流電源に大別できます．ここでは，電池とその内部抵抗，および定電圧電源と定電流電源について説明します．

電池（battery）とは一般に，化学的エネルギーを電気エネルギーに変換するものを指します．他には，太陽の光を半導体物質に当てて，光のエネルギーから電気エネルギーを生み出す**太陽電池**（物理電池）も身のまわりで頻繁に用いられている電池の1つですが，ここでは，**化学電池**を対象として取り扱っていきます．

日常使っている化学電池は，1回使い切りタイプの**一次電池**と，充電して繰り返し使える**二次電池**に大きく分けることができます（図3-34）．また，電池の作動電圧は，内部に使われている電極と電解液の組み合わせで決まっており，さまざまな種類があります．例えば最も一般的な**マンガン**，**アルカリ乾電池**（一次電池：公称定格1.5 V）は，正極材料に電解二酸化マンガン，負極材料に亜鉛を使い，電解液にアルカ

電池

近代電池（化学電池）の由来は，「ボルタの電池」が有名ですが，世界最古の電池は，イラクのバグダッド東方で発見された，約2000年前のパルチアン時代のパルティア人のものといわれている「バグダッド電池」だといわれています．電池は英語で「battery」と綴りますが，もともとの語源はラテン語の「battuere」で「打つ」という意味で，バッターとかバトルとかと同じだそうです．砲台のこともバッテリーとよんだので，"電気を発するもの"とか"ボールを発するもの"ということで，電池や投手のこともバッテリーとよぶようになったそうです（現在は野球のバッテリーは，投手と捕手の組み合わせのことを指していますね）．

表3-2　蓄電池（二次電池）の特徴

蓄電池名称	構成			作動電圧 (V)	特徴および用途
	正極活物質	電解質	負極活物質		
鉛	PbO_2	H_2SO_4	Pb	2.0	安定した品質，適度の経済性がある．自動車用を中心に，最も広く利用されている．
ニッケル・カドミウム	NiOOH	KOH	Cd	1.2	高価であるが，長寿命で保守・取り扱いも容易．鉛蓄電池についで，広く実用されており，特にコードレス機器に多用されている．
ニッケル・水素	NiOOH	KOH	MH/H_2	1.2	高エネルギー密度でMHタイプは一般に機器に使われ，H_2タイプは宇宙開発用などの特殊用途として実用化されている．
リチウムイオン	CoO_2	Li塩	LiC_6	3.6	リチウムイオンタイプは高エネルギー密度でPC等に多用されている．液体電解質のかわりに高分子物質を用いたリチウムイオンポリマーのタイプが多用されてきた．

（図解電池のはなし，日本実業出版社より）

リ（苛性カリ）を使用しています．携帯電話やノートPCの充電池として使用されている**リチウムイオン蓄電池**（二次電池：公称定格3.6 V）は，正極材料にコバルト酸リチウム，負極材料に黒鉛化炭素，電解液にリチウム塩を有機溶媒に溶かした有機電解液を用いています（**表3-2**）．これら電池（蓄電池）の種類や構造・特徴については成書に譲り，以下，電池を使った回路の特徴について学んでいきましょう．

　まず電池の電圧ですが，身のまわりでよく用いられている，**マンガン乾電池**や**アルカリ乾電池**など単3や単2とよばれている乾電池の定格電圧が1.5 Vだということはご存知でしょうか？　ところが，実際に乾電池の両端を電圧計やテスタで測定すると，新品の乾電池は大体1.6 V前後あります．一方，「もう電池切れで動かない」ということで，使い終わった乾電池の電圧を測定しても，1.4 Vか1.3 V後半ぐらいにしか電圧が減っていません．このわずか0.2〜0.3 Vの差はどういうことなのでしょうか？

　電池は一定の起電力を発生するものとして使われていますが，正確に現象をとらえると，端子電圧（電池のプラス極とマイナス極間の電圧）は使用する負荷電流によって変化し，電圧は下がってきます（**図3-35**）．

　この電池の端子電圧の変化は，図3-35（b）の結果のように起電力が減少しているようにみえますが，実際には電池の使用とともに，内部抵抗r（電池の出力抵抗ともいわれる）も上昇し，増加した内部抵抗によって負荷電流が流れる分だけさらに出力電圧が下がります（**図3-36**）．図3-36の電池内部において，負荷電流Iが0のときの端子電圧Vは電池内部の起電力Eと一致していますが，負荷電流が流れるとその電流に比例した電圧降下が電池内部で生じることにより，端子電圧Vは，

$$V = E - Ir \quad \cdots\cdots\cdots\cdots\cdots\cdots\cdots\cdots\cdots\cdots\cdots\cdots\cdots\cdots(3\text{-}60)$$

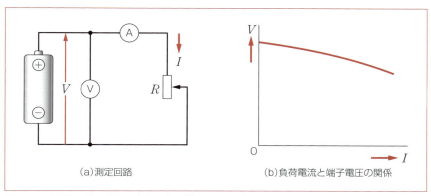

図3-35　電池の端子電圧測定回路と端子電圧の変化

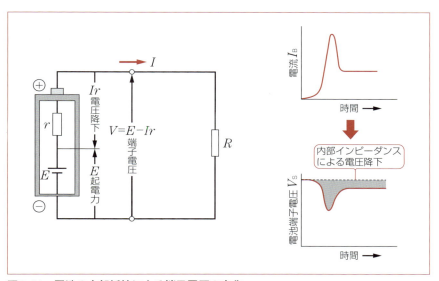

図3-36　電池の内部抵抗による端子電圧の変化

となります．

　それでは，このような特性をもった電池を回路で接続して使用するときはどのように考えればよいでしょうか？

　電池の接続には，抵抗の接続と同じように，**直列接続**と**並列接続**があります．

　2本の電池の接続の場合，電池の一方のプラスに他方のマイナスを接続する方法を直列接続といいます（図3-37）．この場合，2本の電池全体の起電力は1本の場合の2倍となり，内部抵抗の合計も2倍になります．したがって実際の端子電圧は式（3-60）より，

$$V = n(E - Ir) \quad \cdots\cdots\cdots\cdots\cdots\cdots\cdots\cdots\cdots\cdots\cdots\cdots\cdots\cdots\cdots (3\text{-}61)$$

となり，2本の場合は，$n = 2$として考えることができます．

　一方，2本の電池をつないだものを並列接続といいます（図3-38）．

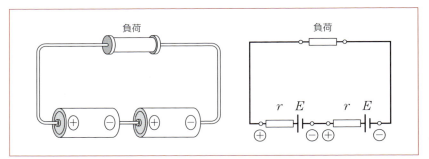

図3-37　電池の直列接続

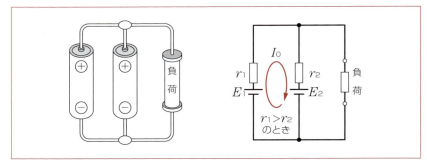

図3-38　電池の並列接続

　この接続は，2本の電池の起電力がわずかに違うと，起電力の大きい電池からもう一方の電池に大きな電流が流れ（一方の電池からみると，逆起電力が発生したことになります），電池を壊してしまう場合があります．「新品の電池と使い古した電池を一緒に使ってはいけない」とよくいわれるのはこのためです．

　電池を電源に用いた回路では，回路の抵抗（図3-36におけるR：負荷）が大きいときは内部抵抗を無視できますが，小さい場合は無視できなくなります．内部抵抗は，一般に電池サイズが大きいものほど小さくなっています．また，電池の種類（内部の正・負電極と電解液の種類）によって異なってきており，近年アルカリ電池よりも低抵抗のエボルタ電池なども登場しています．

　それでは，電池（電源）の内部抵抗はどのようにして測定したらよいでしょうか？

　実際の電池（化学電池）は，理想的な電圧源と内部抵抗rの直列回路として近似できます（図3-39）．この回路に用いる電圧計と電流計は理想的なものとして考えます．つまり，電圧計の内部抵抗は無限大，電流計の内部抵抗は0と考えます．

　図3-39において，抵抗Rにかかる電圧はオームの法則より，

$$V = RI \quad \cdots\cdots\cdots\cdots\cdots\cdots\cdots\cdots\cdots\cdots\cdots\cdots\cdots\cdots\cdots\cdots\cdots (3\text{-}62)$$

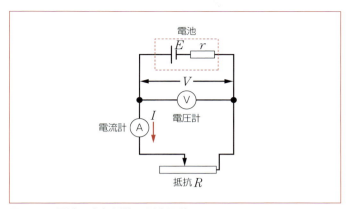

図3-39　電池の内部抵抗の測定回路

回路全体では，抵抗 R と電池の内部抵抗 r の直列接続だから，

$$V = E - Ir \quad \cdots\cdots\cdots\cdots\cdots\cdots\cdots\cdots\cdots\cdots\cdots\cdots (3\text{-}63)$$

となり，式（3-62）と式（3-63）から V を消去すると，

$$E = RI + rI = (R + r)I \quad \cdots\cdots\cdots\cdots\cdots\cdots\cdots\cdots (3\text{-}64)$$

となります．

　そこでこの回路で，抵抗 R を種々の値に変え，電圧と電流を測定すると，図3-40のような結果が得られます．抵抗 R を無限大（電流→0）まで延長した点（直線が縦軸と交わる点）の値が電池の起電力 E となります．実際に，式（3-64）において R を大きく，I を小さくすると電池内部抵抗における電圧降下分 Ir が無視できるようになり，電圧計の値 $V = RI$ が E に近づきます．

　また図3-40の直線の傾きは，図3-39における内部抵抗 r を表しています．実際の電池では，1.5 V のマンガン単1乾電池が 0.2～0.5 Ω 程度ですが，**ニッケル・カドミウム蓄電池**は 0.005 Ω 以下と非常に小さくなっています．このように，内部抵抗が小さい電池（電源）が理想的な電圧源といえます．

　今後電気回路において，電池を含めた電源（直流安定化電源など）に

エボルタ電池 (http://panasonic.jp/battery/drycell/evolta/)

パナソニックが 2008 年 4 月に発売した乾電池で，オキシライド電池に続く，新開発の素材を用いたアルカリ乾電池です．正極に二酸化マンガン（MnO_2），黒鉛（C）とオキシ水酸化チタン（$TiO(OH)_2$）を，負極に亜鉛（Zn）合金を使用しており，初期電圧はアルカリ乾電池と同じ約 1.6 V です．エボルタ（EVOLTA）という名称は，進化を意味する「EVOLution」と電圧を意味する「VOLTAge」から 6 文字を取った造語です．一般のアルカリ乾電池より，保存性能の向上や放電持続時間を長時間化，などの特徴があります．

電圧源の接続と内部抵抗

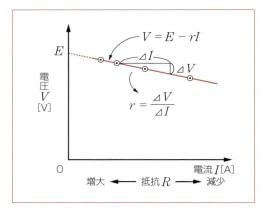

図3-40 電池内部抵抗の電流-電圧特性

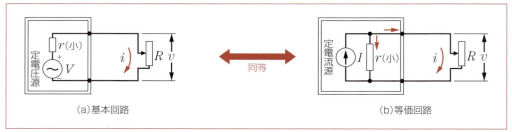

図3-41 定電圧電源回路

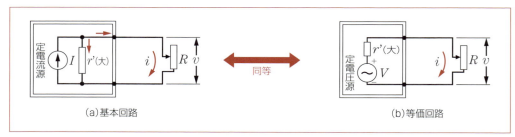

図3-42 定電流電源回路

関しては「出力インピーダンス」として，前節で学んだ電圧・電流を測定する電圧計・電流計やテスタ・ディジタルテスタに関しては「入力インピーダンス」を内部抵抗として考えていく必要があることを知っておきましょう．

最後に電源について説明します．

直流安定化電源の種類には，内部抵抗が小さく一定の電圧を取り出すことができる定電圧電源（図3-41）と，内部抵抗が大きく負荷変動によって電圧が大きく変化するが一定の電流を取り出すことのできる定電流電源（図3-42）があります．

まず，図3-41（a）に定電圧電源の基本回路を示しました．二重線で

囲まれた部分が実際の電圧電源回路となり，小さいながら内部抵抗 r が存在します．そのため，出力電圧 v が負荷 R の値に応じて変化します．

$$\begin{cases} v = V\dfrac{R}{R+r} = V - ri \quad \rightarrow \quad V\ (r\text{が十分小さい場合}\ (r \fallingdotseq 0)) \\[3mm] i = \dfrac{v}{R} = \dfrac{V}{R+r} \quad \rightarrow \quad \dfrac{V}{R}\ (r\text{が十分小さい場合}\ (r \fallingdotseq 0)) \end{cases}$$

$$\left.\begin{array}{ll} \text{出力端開放時電圧}\ (R \rightarrow \infty,\ i \rightarrow 0) & V_0 = V \\[2mm] \text{出力端短絡時電流}\ (R = 0) & I_0 = \dfrac{V}{r} \end{array}\right\} \rightarrow V_0 = rI_0$$

図3-41（b）に定電圧電源回路の等価回路を示しました．

$$\begin{cases} v = iR = I\dfrac{r}{R+r}R = V\dfrac{R}{R+r} \\ \qquad\quad\uparrow \qquad\qquad\uparrow \\ \quad i = I\dfrac{r}{R+r} \quad Ir \equiv V \\[3mm] \left\lceil \begin{array}{l} i = I - \dfrac{v}{r} \\ ri = Ir - v \end{array}\right. \end{cases}$$

$$\underset{\text{\tiny ‖‖}}{\ } V \text{とおけば図3-41（a）の回路と同等であることがわかる}$$

次に，図3-42（a）に定電流電源回路の基本回路を示しました．二重線で囲まれた部分が実際の電流電源回路となり，内部抵抗 r' は大きいけれど有限です．そのため，出力電流 i が負荷の値に応じて変化します．

$$\begin{cases} i = I\dfrac{r'}{R+r'} = I - \dfrac{v}{r'} \quad \rightarrow \quad I\ (r\text{が十分大きい場合}\ (r \fallingdotseq 0)) \\[3mm] v = Ri = \dfrac{Rr'}{R+r'}I \quad \rightarrow \quad RI\ (r\text{が十分大きい場合}\ (r \fallingdotseq 0)) \end{cases}$$

$$\left.\begin{array}{ll} \text{出力端開放時電圧}(R \rightarrow \infty,\ i \rightarrow 0) & V_0 = r'I \\[2mm] \text{出力端短絡時電流}(R = 0) & I_0 = I \end{array}\right\} \rightarrow V_0 = r'I_0$$

図3-42（b）に定電流電源回路の等価回路を示しました．

$$\begin{cases} i = \dfrac{V}{R+r'} = \dfrac{V}{r'}\dfrac{r'}{R+r'} = I\dfrac{r'}{R+r'} \\ \qquad\qquad\qquad\uparrow \\ \qquad\qquad \dfrac{V}{r'} \equiv I \\ v = Ri = R\dfrac{V}{R+r'} = \dfrac{Rr'}{R+r'}\dfrac{V}{r'} = \dfrac{V}{R+r'}I \end{cases}$$

$$\dfrac{V}{r'} \equiv I \text{とおけば図3-42（a）の回路と同等であることがわかる}$$

以上説明した定電圧電源と定電流電源は，スイッチング電源などとし

電圧源の接続と内部抵抗　57

て回路への電圧供給源として用いられるほか，各種電子機器類の電源に利用されています．一方，前述した化学反応を用いる電池は，出力電圧がほぼ一定で内部抵抗が小さく，理想的な定電圧電源に近い働きをします．したがって，電池を短絡すると大電流が流れて電池を壊してしまうので注意が必要です．

章末問題（解答は171頁）

問題1 心臓近くの体表面に100 mAの電流が流れると，人間は感電死することがある．今看護師が，生理食塩液で濡れた両手で，それぞれ別の電極に触れている．この看護師の両手の間の抵抗を1000 Ωとすると，死に至る電圧［V］はいくらか．

問題2 長さ1.0 m，断面積1.0 mm^{2}のニクロム線の両端に，2.0 Vの電圧をかけたら4.0 Aの電流が流れた．ニクロム線の導電率σはいくらか．

問題3 図に抵抗$R_1 = 40$ Ω，$R_2 = 30$ Ω，$R_3 = 20$ Ω，$R_4 = 10$ Ωの4つの抵抗を接続した回路を示す．R_3に100 mAの電流が流れているとき，以下の問いに答えよ．
(1) R_4を流れている電流［A］はいくらか．
(2) AB間の電位差［V］はいくらか．
(3) R_2に流れている電流［A］はいくらか．
(4) 全体の合成抵抗［Ω］はいくらか．

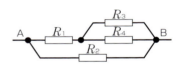

問題4 図の回路において，端子電圧V［V］を一定とし，スイッチを閉じると，閉じる前と比べて回路に流れる電流I［A］は2倍になった．このとき，抵抗R_3［Ω］の大きさはいくらか．

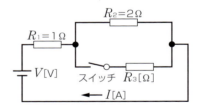

問題5 図における経路で，電流I_1，I_2，I_3［A］の大きさ，および向きを求めよ．

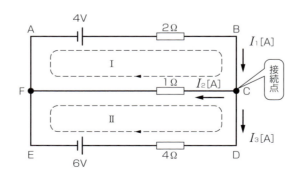

問題6 図の回路において，以下の問いに答えよ．
(1) FH 間の抵抗 [Ω] はいくらか．
(2) FG 間の抵抗 [Ω] はいくらか．

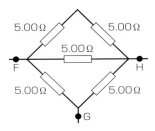

問題7 図の回路において，内部抵抗 100 kΩ のアナログテスタで，$R_2 = 100$ kΩ にかかる電圧を測定したとき，以下の問いに答えよ．ただし，テスタの内部抵抗 r は 100 kΩ，電池の内部抵抗は無視する．

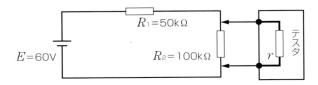

(1) アナログテスタで測定した電圧の表示値 [V] はいくらか．
(2) 理論値と比べた場合の誤差率 [%] はいくらか．

問題8 最大目盛り 5 mA，内部抵抗 5 Ω の直流電流計がある．これを用いて，最大目盛り 15 V，0.1 A の電圧・電流計にするには，倍率器の抵抗 r，および分流器抵抗 S をそれぞれ何 Ω にすればよいか．各抵抗の接続を示して，値を求めよ．

問題9 同じ起電力 E をもち，内部抵抗 r_1 と r_2 ($r_1 > r_2$) である電池が2つ直列に接続され，端子 ab 間に抵抗 R が接続されているとき，片方の電池の端子間電圧がゼロとなるような R はいくらか．また，そのときの電池はどちらか．

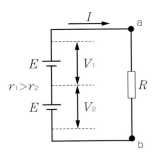

電圧源の接続と内部抵抗

第4章 電流の発熱作用と電気エネルギー

1 仕事とエネルギー

日頃，私たちは仕事という言葉をいろいろな意味で使っています．電気のする仕事を学ぶ前に，仕事について整理してみます．

$$W = F \times x \quad \cdots\cdots\cdots\cdots\cdots\cdots\cdots\cdots\cdots\cdots\cdots\cdots\cdots\cdots (4\text{-}1)$$

式 (4-1) は，物体に力 F [N] を加えて，その力の向きに物体が x [m] 動いたときの仕事 W を表しています（図4-1）．ここでの仕事の単位は，[N・m] またはジュール [J] が用いられます．

さらに，ヒトや機械の仕事の能率を単位時間当たりの仕事の量で表したものを仕事率 P とよびます．仕事率の単位は [J/s] またはワット [W] が用いられます（記号と単位を混同しないように注意が必要です）．

$$P = \frac{W}{t} \quad \cdots\cdots\cdots\cdots\cdots\cdots\cdots\cdots\cdots\cdots\cdots\cdots\cdots\cdots (4\text{-}2)$$

次に，質量 m [kg] の物体を落下させたときに，重力がする仕事を考えてみます．物体が h [m] 落下したとすると，重力がした仕事は次式で表されます．

$$W = mgh \quad \cdots\cdots\cdots\cdots\cdots\cdots\cdots\cdots\cdots\cdots\cdots\cdots\cdots\cdots (4\text{-}3)$$

空気抵抗がなくなるように真空にした部屋のなかでは，物体は常に一定の加速をしながら（等加速度）落下します．このときの加速度を重力加速度 g とよび，地球上では約 9.8 m/s^2 です．したがって，重力がした仕事の単位は，[kg・m/s^2・m] = [N・m] = [J] となります．

keyword
馬力

医療現場でmmHgという圧力の単位が使われ続けるように，自動車のエンジン性能を表すときに馬力 [PS] が用いられています．馬力は仕事率を表す単位で，文字通り1頭の馬が行うことのできる仕事をもとにしています．日本だと1馬力 = 735.5 W です．ちなみに，電気自動車は kW で性能が表記されています．

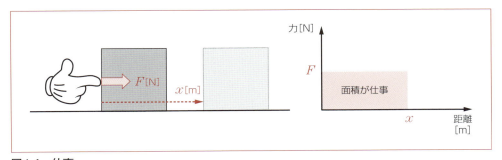

図4-1　仕事

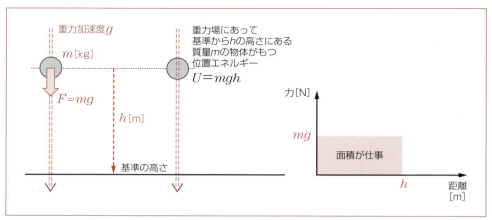

図4-2 重力がする仕事（位置エネルギー）

　重力による仕事は，落下前の位置にある物体に，あらかじめ落下するための位置エネルギーUがあったと考えることもできます．例えば，海面を基準として，皆さんの教室が海抜20 mの高さにあったならば，皆さん（体重50 kgなら）は，

$$U = 50 \times 9.8 \times 20 = 9800 \text{ J}$$

の位置エネルギーをもっているといえます．このように，物体がある位置にあることで蓄えられるエネルギーを**ポテンシャルエネルギー**と呼びます．

　仕事やエネルギーは容易に**熱**に変わります．消しゴムを机の上で数回こすってみてください．消しゴムや机の温度が上がったはずです．熱は高温の物体から低温の物体へと移動します．熱を受け取った物質は，原子や分子の振動（**熱運動**）が激しくなります．温度とは，この熱運動の激しさの指標で，−273 ℃（0 K）になるとほとんど熱運動がなくなります．先ほどの消しゴムを例にすると，消しゴムをこするためにした仕事（力×距離）は，摩擦や消しゴムの弾性変形によって熱というエネルギーの移動形態をとって，消しゴムや机の原子，分子の熱運動エネルギーに変わったといえます．このとき移動した熱を**熱量**（heat quantity）とよび，単位として仕事や運動エネルギーと同じジュール［J］が用いられます．

2 | ジュール熱

1.ジュールの法則

19世紀に電動モーターの研究を行っていたJames Prescott Joule (1818〜1889) は，モーターを回転させると発熱することに興味をもち，電流I，時間t，電気抵抗Rと発熱量との間に一定の関係があることを発見しました．このとき発生する熱量Qは次式で表されます．

$$Q = RI^2t = \frac{V^2}{R}t = VIt \quad \cdots\cdots\cdots\cdots\cdots\cdots\cdots\cdots\text{(4-4)}$$

この関係を**ジュールの法則**（Joule's law）といいます．このように，導体に電流を流したときに発生する熱を特に**ジュール熱**（Joule heat）とよびます．私たちは普段から，ドライヤーや電気ポットなどジュール熱を利用する電化製品を多く使用しています．

ジュール熱の単位には，仕事，エネルギーの単位でもあるジュール［J］を用います．地球上で約102 gの物体を 1 m持ち上げるのも，1 Ωの抵抗に 1 Aの電流を 1 秒間流したときに発生する熱量も同じ 1 Jになります．

演習

50 Ωのニクロム線を 100 Vの電源に接続し，1 分間電流を流した．ニクロム線で発生するジュール熱はいくらか．

解答

$$Q = \frac{100^2}{50} \times 60 = 12 \times 10^3 = 12 \text{ kJ}$$

2.電流による発熱作用

なぜ導体に電流を流すとジュール熱が発生して温度が上昇するのでしょうか．図4-3に，導体の原子と自由電子を模擬的に示しました．導体に電流を流さずにただ室温中に置いているだけでも，図4-3（a）に示したように，導体の内部では自由電子がランダムに動き回りながら原子との衝突を繰り返しています．図4-3（b）のように導体の両端に電圧を加えると，負の電荷をもつ自由電子はプラス極に向かって移動します．一方原子は，電子を失うとプラスに帯電して陽イオンとなりますが，

ジュール熱　63

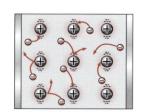 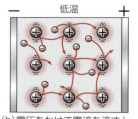 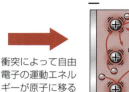

(a) 自由電子はランダムに動きながら原子と衝突をしている
(b) 電圧をかけて電流を流すと衝突の頻度が増加する
衝突によって自由電子の運動エネルギーが原子に移る
(c) 原子の熱エネルギーが増加していき，物質の温度が上がる

図4-3　導体の中の原子と自由電子

金属結合によってマイナス極に向かって移動することはありません．自由電子が椅子取りゲームのように原子を渡っていくと，電子を失った陽イオンがマイナス極に向かって移動しているようにみえます．この見かけ上の陽イオンの流れが電流です．このように，導体に電流が流れているとき，実際に移動しているのは自由電子ですが，プラス極に向かってスイスイと移動できるわけではありません．例えば銅の場合，自由電子は1秒間に約40×10^{12}回も原子に衝突しながら進みます．この衝突によって，自由電子の運動エネルギーが原子の熱運動エネルギーに移り，

 電気メス

電気メスは近代の外科手術になくてはならない医療機器となっています．名前から電気を使って組織を切る装置だろうと想像はつきますが，実際にはどのような原理なのでしょうか．

電気メスは，対極板（手のひらサイズ（約150 cm^2）の電極）をあらかじめ体の平らな部分に貼り付けておき，切開したい部分にメス先電極を当てながら高周波電流を流して使用します．メス先電極は，果物ナイフ程度に尖っているため（刃物のように鋭利ではない），生体組織と接触する面積は小さくなります．このため高周波電流を流すと，メス先付近の組織では電流密度が非常に高くなり，ジュール熱によって瞬間的に細胞が沸騰し，爆発するような勢いで消滅していきます．一方で，体の中や対極板では電流が分散して流れるため，大きな熱が発生することはありません．

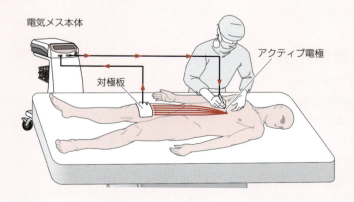

64　第4章　電流の発熱作用と電気エネルギー

導体の温度が上昇します．熱運動は，原子の振動のようなものなので，温度が高いほど振動が大きいと考えることができます．したがって，温度が高くなるほど，電子は激しい熱運動をしている原子と衝突する確率が増えます．導体の温度が高くなると電流が流れにくくなる，すなわち抵抗が大きくなるのはこのためです．

3 電力量

電気を使って何らかの仕事をさせたとき，加えた（消費した）電気エネルギーのことを**電力量**（electric energy）といいます．抵抗 R に電流 I を流したときの電力量 W は，消費した電気エネルギーがすべてジュール熱となることから，次式で表されます．

$$W = RI^2t = VIt \quad \cdots\cdots(4\text{-}5)$$

これは，まさしく抵抗器を流れた電荷がした仕事と同じものです．移動した電荷の量は $Q = It$ で求めることができます．電圧とは，単位電荷当たりに加えられる電気エネルギーの大きさを示すものなので，1 V = 1 J/C の関係があります．これらから，電気がした仕事は電荷と電圧を掛け合わせることで求めることができます．

$$\begin{aligned}
\text{仕事[J]} &= \text{電圧[V]} \times \text{電荷[C]} \\
&= \text{電圧[J/C]} \times \text{電流[C/s]} \times \text{時間[s]} \quad \cdots\cdots(4\text{-}6)
\end{aligned}$$

以上から，ジュール熱，電力量，および電気がした仕事は同じものであることがわかりました．

臨床とのつながり

許容電力

電気電子部品に電流を流すとジュール熱が発生します．発熱が大きくなりすぎると，素子が破損したり，燃えたりします．このため，電気電子部品には許容電力といって，安全に使用できる電力の上限が設定されています．例えば抵抗器は，1 W，1/2 W，1/4 W，1/8 W などさまざまな製品があります．

4 電力

仕事の能率を比較するために**仕事率**が定義されているのと同様に，単位時間当たりに消費する電力量として**電力**（electric power）が定義されています．電力 P の単位はワット［W］を用います．

$$P = \frac{W}{t} = VI = I^2R = \frac{V^2}{R} \quad \cdots\cdots(4\text{-}7)$$

5 電力量と電力の実際

　100 Vのコンセントにつないだときに，3分でお湯が沸く消費電力50 Wのポットと，1分でお湯が沸く消費電力150 Wのポットを考えてみます．どちらも同じ容量のお湯を沸かすのに9000 Jの電力量が必要ですが，お湯を沸かす能力（早く沸く）は150 Wのポットの方が高いといえます．このように，身近なところではワットを用いた方が便利なため，電力量の単位としてワット秒［Ws］が用いられます．さらに，電気料金の計算などにおいては，ワット秒では値が大きくなりすぎてしまうことから，ワット時［Wh］やキロワット時［kWh］が用いられています．電気料金は，各家庭に備え付けられた電力量計（図4-4）で測定された電力量［kWh］に基づいて請求されています．家に帰ったら明細書を探して，ひと月にどのくらい電気を消費しているのか確認してみましょう．

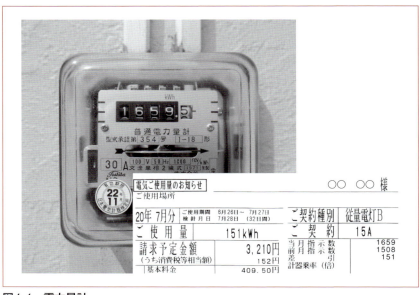

図4-4　電力量計

演習2

500 Wのオーブントースターを使って3分間でパンが焼けたとする．このとき発生したジュール熱はいくらになるか求めよ．またこの電力量を質量100 kgの物体がもつ位置エネルギーとして考えたとき，物体の高さはどれくらいになるか．

解答

ジュールの法則から，ジュール熱は以下のように計算される．

$$H = I^2Rt = VIt = Pt = 500[\text{W}] \times 180[\text{s}] = 90 \text{ kJ}$$

また，位置エネルギーは，$U = mgh$（m：質量［kg］，g：重力加速度9.8 m/s^2，h：高さ［m］）ので，数値を代入すると

$$h = \frac{U}{mg} = \frac{90 \times 10^3}{100 \times 9.8} \fallingdotseq 91.8 \text{ m}$$

となる．

なんと3分間トーストを焼くのと，100 kgの重りを約92 m持ち上げる仕事が同じであることがわかった．ジュール熱というエネルギーがいかに大きいかがわかる．

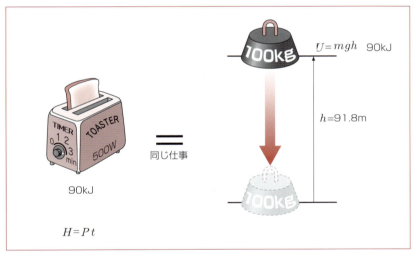

図　ジュール熱による仕事

6 供給電力の最大化

　第3章で説明したように，実際の電池，電源には**内部抵抗**が含まれます．このような電源（電圧源）に負荷を接続したときに取り出せる電力は，内部抵抗のない理想電源と比べて減少します．

　起電力E［V］，内部抵抗r［Ω］の電源に負荷R［Ω］を接続したとき，回路を流れる電流をI［A］，負荷の両端電圧をV［V］とすれば，負荷で消費される電力P［W］は次式となります．

$$P = VI = (E - rI)I = EI - rI^2 \quad \cdots\cdots(4\text{-}8)$$

PはEIからrI^2を引いたものとなることがわかります．この関係をグラフで表すと図4-5となり，横軸をIとしたときPは上に凸の放物線となります．負荷の電力は，$I = 0$あるいは$I = \dfrac{E}{r}$のときにゼロとなり，また$I = \dfrac{E}{2r}$のときに最大値$P_{\max}$となります．

$$P_{\max} = E \cdot \frac{E}{2r} - r\left(\frac{E}{2r}\right)^2 = \frac{E^2}{4r} \quad \cdots\cdots(4\text{-}9)$$

　この電力のことを最大供給電力とよぶことがあります．最大供給電力となる回路の条件は，

$$P = I^2 R$$

$$\frac{E^2}{4r} = \left(\frac{E}{2r}\right)^2 R$$

$$R = r \quad \cdots\cdots(4\text{-}10)$$

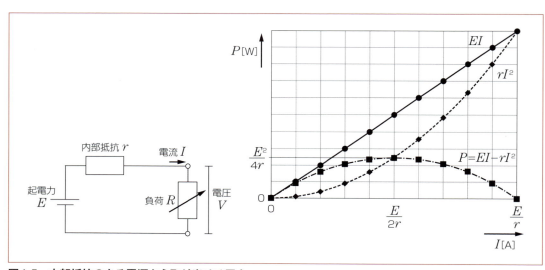

図4-5　内部抵抗のある電源から取り出せる電力

となり，内部抵抗と負荷が等しいときであることがわかります．このようなRを**整合負荷**とよび，最大供給電力となるようにRをrと等しくすることをインピーダンスマッチングといいます．

7 送配電

1. 送配電効率

　送電とは，発電所—変電所（変電所—変電所）の間における電気のやりとりを指し，**配電**とは，変電所—需要者（家庭）の間における電気のやりとりを指した言葉です．ここでは，発電所から家庭までを**送配電**として表現します．

　発電所から家庭まで，抵抗のある送配電線を使って効率よく電気を送るためにはどのようにすればよいでしょうか．図4-6のように，送配電線の抵抗を10 Ω，負荷（家庭の電化製品）で100 Wの電力が必要だとして，送配電効率を考えてみます．

　負荷に100 Vが供給されるように送配電してみます．この条件では，負荷の抵抗値は100 Ωとなり，流れる電流は1 Aです．送配電線の抵抗値が10 Ωなので，発電所は，110 V，1 A，110 Wを出力する必要があります．負荷に届くのは100 Wなので，送配電線で10 Wの電力損失が生じます．

　つぎに，負荷に5000 Vが供給されるように送配電してみます．この条件では，負荷の抵抗値は250 kΩとなり，流れる電流は20 mAです．発電所からは，5000.2 V，20 mA，約100 Wを出力すればよく，送配電線での電力損失はわずか4 mWとなります．

　以上から，送配電線での電力損失をおさえるためには，送配電電圧を高く，電流を小さくすればよいことがわかります．さらに電流が小さくなると，メリットとしてより細い送配電線を使用できますが，デメリットとして高電圧に耐えられる絶縁が必要になります．

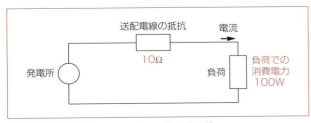

図4-6　送配電線の抵抗を含む送配電回路

2. 送配電の実際

　送配電での電力損失を少なくするためには、電圧を高くする必要があります。一方、ユーザーが使用する条件では、絶縁耐圧や感電などの観点から、電圧は適当に小さい必要があります。すなわち、電圧を上げて送配電し、電圧を下げて使う必要があります。そこで、送配電には第5章で説明する**交流**が用いられています。交流電源の最大のメリットは、**変圧器（トランス）**によって簡単に電圧を昇降できることにあります。

　図4-7に示したように、発電所で発電した電気は、送電のためにいったん50万Vに昇圧され、いくつかの変電所を経て、配電用に6600Vとなります。さらに、電柱の上にある柱上変圧器によって100Vに降圧され、需要者まで送られます。

　皆さんは、自宅でいくつかの電化製品を同時に使ったときに**ブレーカ**（過電流を検出して回路を遮断する装置）が落ちてしまい、停電させてしまったことがあるのではないでしょうか。皆さんの家に届けられた電気は、電力量計を経て、**分電盤**へと接続されます。分電盤の中にはいくつかのブレーカ（breaker）が内蔵されていて、電気配線はこれらのブレーカを経由して各部屋のコンセントに接続されます。

　図4-8に分電盤の例を示しました。**電流制限器**（アンペアブレーカともいわれる）は電力会社との契約によって設置されるもので、契約容量以上の電流が流れたときに遮断する役目があります。**漏電遮断器**は、主に漏電を検出し回路を遮断する機能をもっています。**配電用遮断器**は、

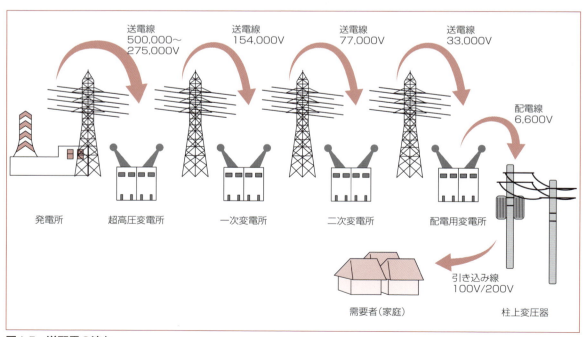

図4-7　送配電の流れ

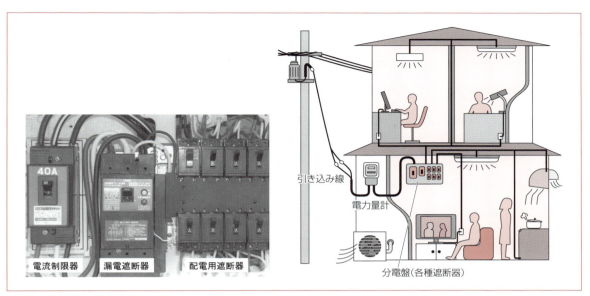

図4-8　分電盤と配電状況

部屋単位などのブロックに配線を分けて，配線ごとに過電流や短絡などの異常を検出し遮断するためのものです．

3. 系統接地

普段，電化製品の**プラグ**を**コンセント**につないで電気を得ています．コンセントとして2極（2P）のものと3極（3P）のものをみたことがあると思います．**3Pコンセントは2極接地極付コンセント**とよばれ，中央の1極は地面に接地されています．ということは，2Pコンセントは接地されていないのかというと，実はそうではありません．図4-9に示したように，2Pコンセントの差し込み口は長さが異なり，長い方の極が接地されています．もし変圧器の絶縁不良などで，配電側の高圧側と受給者側の低圧側が短絡してしまうと，6600 Vが家庭内の配線を通じて機器に加わり破損や火災が生じるおそれがあります．そこで，変圧器の低圧側を適切に接地して，対地電圧を150 V以下におさえることが義務づけられています．このように，低圧側を**系統接地**することで，低圧側に高電圧が加わったとしても，低圧側の電圧上昇をおさえることができ，地面に漏れた電流を検出して高圧側との接続を遮断することができます．

4. 感電と漏電

絶縁が故障した電気機器が，系統接地されているコンセントにつながっているとします．このとき，家電製品の筐体と地面が接触することがあれば，一部の電流は地面を伝って変圧器へと流れることになります．

送配電　71

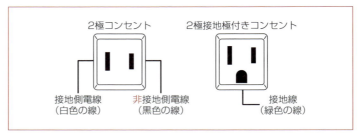

図4-9　コンセント

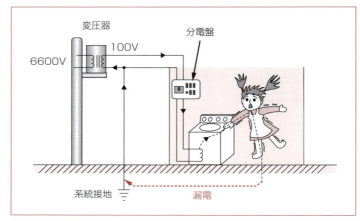

図4-10　漏電と感電

これが**漏電**です．この状態で，故障した機器に人が触ったならば，条件によっては人を介した漏電電流が流れ，**感電**します（図4-10）．

　感電リスクを低減させるために，3Pコンセントが有効です．3Pコンセントの接地端子は，系統接地とは別に地面に接地されています．機器の筐体とこの接地極を接続すれば，人を介した回路の電気抵抗よりも，十分小さな抵抗で閉回路を形成します．すなわち，漏電電流のほとんどは接地端子を流れるため，感電しにくくなります．

　病院の手術室などでは，より感電リスクを下げるために**非接地配線方式**が採用されています．これは，系統接地された低圧側に絶縁トランスを接続して，コンセント側を接地から浮いた（フローティング）状態にすることによって，地面を経由する漏電の閉回路をなくしたものです．詳細は「臨床工学講座　医用機器安全管理学」を参照してください．

章末問題（解答は173頁）

問題1 図に示したような電熱線のジュール熱で水を温める理想的な電気ポットがある．ポットの中に温度20℃の水を1 L入れ，0.5 Aの電流を流したとき，次の問いに答えよ．ただし，電熱線の抵抗値を200 Ω，水の比熱を4.18 J/gKとする．

(1) ポットに加わる電圧はいくらか．
(2) お湯が沸くまでにかかる時間は何秒か．
(3) このとき消費した電力量はいくらか．
(4) このポットの電力はいくらか．

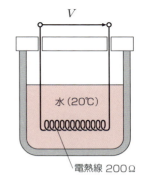

電熱線 200Ω

問題2 1つの100 Vコンセントに3口のコンセントをもつ電源タップを差し込んで，900 Wの電気ポット，1200 Wのドライヤー，1000 Wのオーブントースターを接続した．すべてを同時に使用したとき，電源タップを流れる電流はいくらか．

問題3 起電力E，内部抵抗rの電源において，最大供給電力となる負荷の大きさをRとしたとき，$R/2$，$2R$における電力は，最大供給電力の何倍となるか．

送配電

第5章 交流回路

1 交流と直流

1. 交流と直流の違いとは

　直流回路では，直流電圧（電源）を発生している電源の一方の端子（一般的にはマイナス側の端子）を基準にとり，この端子を**基準端子**として，基準端子の電位を0Vにすると決めます．これを基準電位を0Vにするといいます．

　基準端子を大地に接地することを，**接地（アース）** をするといいます（図5-1）．図5-2の回路ではB点を基準電位にするために，この点を大地に接地しています．電気回路は，この基準電位を明確にすることが大切です．

　電気回路の電圧や電流の時間的変化を示すときには，図5-3のような

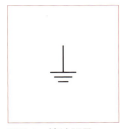

図5-1　接地記号

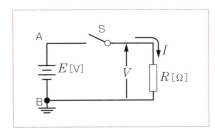

図5-2　基準電位

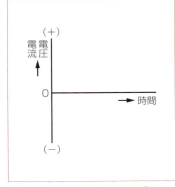

図5-3　電気回路におけるグラフ

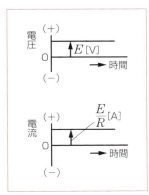

図5-4　直流（電圧，電流）

交流と直流　75

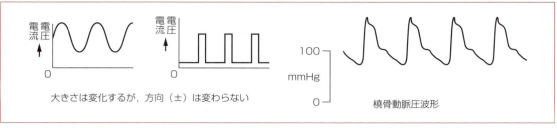

図5-5 脈流

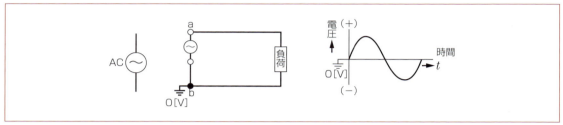

図5-6 交流電源の記号

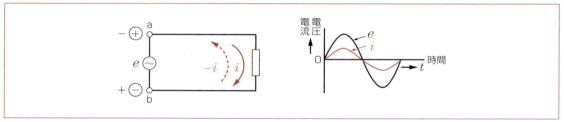

図5-7 交流電圧，電流の変化

グラフが用いられます．時間軸を横軸（水平）に，電圧や電流を縦軸（垂直）にとり，時間の横軸が0レベル（基準電位）として，水平軸より上側がプラス（＋），下側をマイナス（−）とします．このグラフを使って，直流電圧，直流電流を表示すると図5-4のようになります．

このように，電圧と電流が一定のものを**直流**といいます．直流のなかにも，方向は変わらず大きさが変化する電圧・電流があります．それを**脈流**とよび（図5-5），医療の分野でもみかけます（動脈血の血圧を直接法で測定した波形など）．

一方，**交流電圧**とは，電源の一方の端子を基準電位とすると，もう一方の端子の電位は時間の経過とともに，あるときは正の電位に，またあるときは負の電位に規則的に変化するような電圧を指します（図5-6）．

交流電源に，負荷として抵抗を接続すると，電圧の変化と同じように変化する電流が流れます（図5-7）．このように，大きさと方向とが周期的に変化するような電圧または電流を**交流**といいます．交流は略して**AC**（alternating current）とよばれます．交流電圧と交流電流はどち

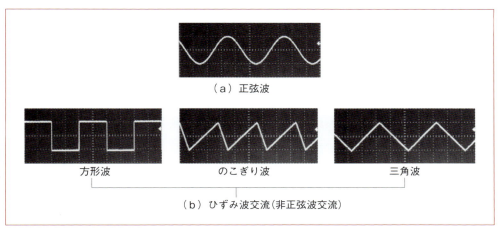

図5-8　正弦波とひずみ波交流

らも略して単に交流とよぶ習慣があるので，交流のことをACと略記します．同様に直流は**DC**（direct current）と表し，直流電圧と直流電流のことを指します．

交流のうち，図5-8（a）のような波形を**正弦波**（sine wave）といいます．単に交流という場合は正弦波を指します．正弦波以外の交流を**ひずみ波交流**または非正弦波交流といいます（図5-8（b））．よく使用される波形には名前がついています．また，どのような非正弦波交流もいくつかの正弦波交流が合成されてできています．生体情報においても，大半は規則的に変化する非正弦波交流です．そこでまず次節にて，基本となる正弦波交流について学習していきましょう．

2　商用交流電源と［100 V単相交流］の表し方

1.商用交流電源とは

私たちのもっとも身近な交流といえば，電源コンセントに供給されている交流電源です（電力会社が商いに用いている電源ですので，**商用交流電源**といいます）．医療機器も，動作するにはエネルギーが必要であり，その代表として電気エネルギーがあります．医療機器は交流を取り込み，交流の状態で使用する場合もありますが，多くの場合は交流を直流に変換（整流平滑）して，各回路の電子部品を動作させます．

商用交流は電圧が周期的に変化しますが，これは発電機の原理によるもので，発電機の軸の回転に伴って発生電圧が変化するためです（図5-9）．

整流平滑については『医用電子工学』第3章を参照．

発電機の原理については『医用電気工学2』の第12章を参照．

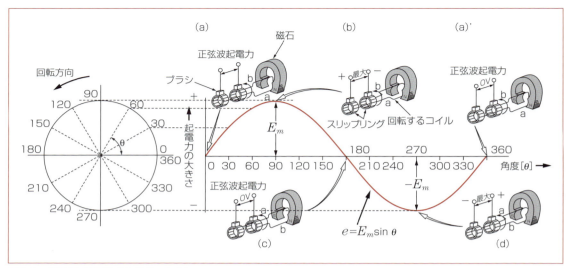

図5-9　起電力の変化（大きさ，方向）
（飯高成男：電気・電子の基礎. オーム社, 2004 より一部改変）

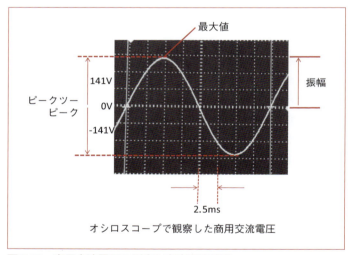

図5-10　商用交流電圧の測定と交流電圧波形

発電機の起電力 e は，

$$e = E_m \cdot \sin\theta \ [\text{V}] \ (E_m：波形の最大値) \cdots\cdots\cdots\cdots(5\text{-}1)$$

と表されます．

2. 商用交流電源の波形

　それでは，実際に**電源コンセント**（100 V）に供給されている商用交流電源波形をオシロスコープでみてみましょう．図5-10の波形が電源コンセントで観測される波形です．測定する場所により，波形が少し歪んでいるかもしれません（発電所から供給されるときには正弦波ですが，各施設内で使用される負荷により波形が少し歪みますが，ここでは

正弦波とみなしましょう）．

　図5-10の画面で横軸は時間を示し，縦軸は電圧を示します．図5-3や図5-4のグラフと同様です．縦軸の電圧の大きさを観測すると，基線（画面の中央の横軸）よりプラス側の最大の値は約141 V，基線よりマイナス側の最大の値は約−141 Vです．図5-10（b）に示したように基線から最大の値を**最大値**（尖頭値，ピーク値）といいます．また，プラス側の最大値からマイナス側の最大値までを**ピークツーピーク値**（peak to peak value）といいます．ここでは，ピークツーピーク値は約282 Vとなります．最大値（maximum value）は，大文字に添字のmを付けて表します（例：E_m，V_m，I_mなど）．また，ピークツーピーク値は，大文字に添字のp-pを付けて表します（例：$E_{p\text{-}p}$，$V_{p\text{-}p}$）．

　さて，観測した100 Vの電圧の波形で，どこの値が100 Vでしょうか？交流の大きさを表す方法は，上記を含め，**瞬時値**，**最大値**，**ピークツーピーク値**，**平均値**，**実効値**の5つがあります．では，瞬時値，平均値，実効値はどのような値なのか，次節から学んでいきましょう．

3 正弦波交流の表し方

　前節では，交流電圧の表示（起電力）を発電機が回転する角度に合わせて$e = E_m \cdot \sin \theta$［V］という式で示しました（式5-1）．

　実際には，発電機のコイルは時間とともに絶えず回転するので，角度の変化は時間の変化を用いて表すことができます．すなわち，交流のある瞬間の値を表示する方法として**瞬時値**が考えられました．瞬時値は，"大きさ"，"波形"，"変化の速さ"，"位相"という交流としての基本的性質を表す4つの項目で示されます．この4つの基本的な性質を含んだ式を瞬時値（instantaneous value）の式といいます．したがって，ある時刻tにおける正弦波交流の電圧，および電流の瞬時値は次のように表します．

$$e = E_m \quad \sin \quad (\omega t \quad + \quad \varphi) \quad \cdots\cdots\cdots\cdots (5\text{-}2)$$

　　　　　↑　　　　↑　　　　↑　　　　↑

　　①大きさ　②波形　③変化の速さ　④位相

　　　　　↓　　　　↓　　　　↓　　　　↓

$$i = I_m \quad \sin \quad (\omega t \quad + \quad \varphi) \quad \cdots\cdots\cdots\cdots (5\text{-}3)$$

　E_mは電圧の最大値（電圧の振幅），I_mは電流の最大値（電流の振幅）を表します．

　瞬時値は小文字の e, v, i などで表します．では，これらの項目についてみてみましょう．

1―変化の速さ（周期，周波数，角速度）

1）周期

交流の波形が完全に一つの変化をして初めの状態になるまでのことを**1周波**といいます．1周波は図5-11のaからcまでの範囲をいい，1周波に要する時間を**周期**といいます．周期は量記号に**T**，単位に秒［s］を用います．

2）周波数

1秒間に繰り返される周波の数を**周波数**といい，量記号にf，単位にヘルツ［Hz］を用います．この周期と周波数の関係は次のようになります．

$$T = \frac{1}{f} \ [\text{s}]$$

日本の家庭や医療施設で使用されている商用交流の周波数は，富士川を境に東が50 Hz，西が60 Hzですので，周期は次のようになります．

$$T = \frac{1}{50} = 0.02 \ [\text{s}] \qquad T = \frac{1}{60} \fallingdotseq 0.017 \ [\text{s}]$$

3）角速度（変化の速さ）

瞬時値の式では，$\sin(\omega t + \varphi)$のωtやφは角度を表します．また，$\sin(360° + \theta) = \sin\theta$という関係式から，正弦波交流は360°の周期で同じ変化を繰り返します．つまり，1周期を角度で表すと360°となります．

角度を表す方法としては**度数法**と**弧度法**があり，これら2つの角度の間には次の関係があります．

周波数と波長の関係
『医用電気工学2』第13章電磁波の性質を参照．

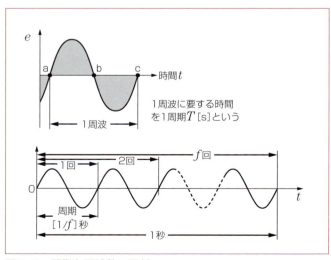

図5-11　周期と周波数の関係

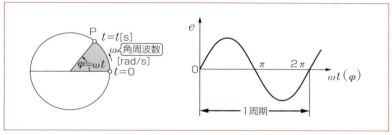

図5-12 角度の経時変化に伴う起電力変化
時間の経過とともに角度が変化する場合に，時間による角度変化をωtで表した場合の起電力(e)の変化．

360［度］$= 2\pi$［rad］ → 180［度］$= \pi$［rad］

電気工学の分野では，角度を表すのに弧度法が用いられます．弧度法を用いると，波形の1周期360°は2π［rad］となります．したがって，1周期の時間を$T = \dfrac{1}{f}$［s］とすると，$\omega T = 2\pi$より，

$$\omega = \dfrac{2\pi}{T} = 2\pi \times \dfrac{1}{T}$$
$$= 2\pi f \text{［rad/s］} \cdots\cdots\cdots\cdots\cdots\cdots\cdots\cdots\cdots\cdots\cdots(5\text{-}4)$$

となります．このωを**角速度**または**角周波数**といいます．量記号にω（オメガ），単位に［rad/s］を使います．ωは1秒間に変化する角度ですから，t秒経過したときの角度をθとすると$\theta = \omega t$となり，時間の変化で角度

 電気角

磁極が2つ（N極とS極）の場合は，コイルが物理的に回転する角度（空間角）とそれに伴って起電力が発生する角度の変化は一致します．しかし，発電機などで磁極数が4つ，6つと増加した場合は，コイルが1回転する間に，発生する起電力の変化は増加し，空間角と電気角が一致しなくなります．この両者には，次の関係があります．

電気角＝空間角×P/2（P：磁極数）

電気工学では，コイルの回転数（空間角）ではなく，それにより発生する起電力の角度変化を使用します（1周期を2πradと決めています）．

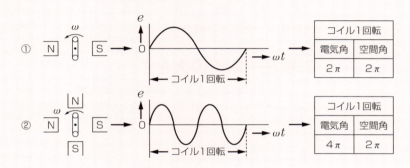

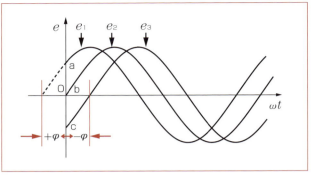

図5-13 位相（時間のズレ）

変化を表すことになります（図5-12）．

2. 位相，位相差

図5-13の3つの波形では，e_1，e_2，e_3の波形が始まる点a，b，cがそれぞれ異なっています．e_1が最大値に達する時間はe_2，e_3が最大値に達する時間より早く，e_3が最大値に達する時間はe_1，e_2より遅くなっています．いま，e_2を基準に考えたとき，e_1はe_2より時間的に進んでおり，e_3はe_2より時間的に遅れています．このように，基準からの時間的なズレを**位相**または**位相差**といいます．いま，それぞれの振幅がゼロ（基準電位と交差）となる時間に着目して，e_1，e_2，e_3の位相をみると，e_1は$t_1 = +\varphi/\omega$，e_2は$t_2 = 0$，e_3は$t_3 = -\varphi/\omega$となっています．e_2を基準に考えると，e_1は"位相がφ進んでいる"，e_3は"位相がφ遅れている"といいます．このように，2つの波形の間の位相の差（ズレ）を位相差といい，弧度法で表します．図5-13の波形は次のように表します．

$$\left.\begin{array}{l} e_1 = E_m \sin(\omega t_1 + \varphi) \\ e_2 = E_m \sin \omega t_2 \\ e_3 = E_m \sin(\omega t_3 - \varphi) \end{array}\right\} \quad \cdots\cdots\cdots\cdots\cdots\cdots\cdots (5\text{-}5)$$

直流回路では電圧と電流の位相差はありませんが，交流では電気回路内の電圧と電流の位相が異なる状態が発生するので，位相差は重要です．

3. 電圧・電流の大きさ

これまで，交流の表し方の瞬時値，最大値，ピークツーピーク値について述べてきましたが，ここでは平均値と実効値についてみていきましょう．

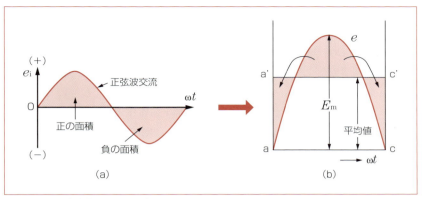

図5-14 正弦波交流の平均値

1）平均値（mean value または average value）による表示

交流とは，その向きと大きさが周期的に変化する電圧，電流であることを学んできました．交流の大きさを1周期の平均から求めると，正（プラス）の半周期の値と負（マイナス）の半周期の値が打ち消しあってゼロとなってしまいます（図5-14（a））．しかし，交流はプラスであってもマイナスであっても，電気エネルギーとして仕事をします．そこで，交流の**平均値**は1周期の平均ではなく，プラスまたはマイナスの半周期の平均を求めます（図5-14（b））．

平均値の表示は，大文字に添字のaまたはaveを付けて表します（例：E_a，V_a，I_aまたはE_{ave}，V_{ave}，I_{ave}など）．

平均は，波形の半周期間の面積をその周期で割れば求めることができます（半周期間を積分して半周期で割る）．図5-14の波形の半周期の面積は，$\frac{T}{\pi}E_m$となります．したがって平均値E_{ave}は，$\frac{T}{\pi}E_m$を半周期$\frac{T}{2}$で割り，

$$E_{ave} = \frac{\frac{T}{\pi}E_m}{\frac{T}{2}} = \frac{2}{\pi}E_m \quad \cdots\cdots\cdots\cdots\cdots\cdots\cdots\cdots\cdots(5\text{-}6)$$

$$\left(\begin{array}{l}正弦波交流の平均値 = \frac{2}{\pi} \times 最大値 \\ \qquad\qquad\qquad\quad= 0.637 \times 最大値\end{array}\right)$$

となります．

式（5-6）より，最大値141 Vの交流電圧の平均値を計算すると次のようになります．

　　正弦波交流の平均値 = 0.637 × 141 V = 89.8 V

したがって，最大値141 Vの交流電圧の平均値は約90 Vで，100 Vにはならないことがわかったでしょうか．

2) 実効値 (root mean square value) による表示

電圧や電流の大きさを表すのに，交流と直流とで違いがあったのでは不便なため，統一した表し方が必要となります．そこで，交流と直流が行う仕事が等しくなるように大きさを決めた値のことを**実効値**（root mean square value）といい，大文字で表します（例：E, V, Iなど）．

電力（電気で行う仕事）は，負荷に加える電圧と，それにより流れる電流との積です．図5-15のような回路で，抵抗Rに直流電流Iと交流電流iを同じ時間流した場合に，直流電流による電力と交流の1周期間の平均電力が等しいと考えると，

$$I^2 \cdot R = i^2 \cdot R \text{の1周期間の平均}$$
$$\therefore I = \sqrt{i^2 \text{の1周期間の平均}}$$

となります．

それでは，瞬時値が$i = I_m \sin \omega t$ [A] で表される正弦波交流電流の実効値について考えてみましょう．実効値の定義より，まずi^2を求めてみると，

$$i^2 = (I_m \sin \omega t)^2 = I_m^2 \sin^2 \omega t = \frac{I_m^2}{2}(1 - \cos 2\omega t)$$

$$= \frac{I_m^2}{2} - \frac{I_m^2}{2}\cos 2\omega t \quad \cdots\cdots\cdots\cdots\cdots\cdots\cdots(5\text{-}7)$$

となります．ここで図5-16より，$\frac{I_m^2}{2} \cdot \cos 2\omega t$の波形は，$\frac{I_m^2}{2}$の値を基準にして上下対称となることがわかります．したがって，i^2の1周期間

> **Tips** 積分による平均値の求め方

$$E_{ave} = \frac{1}{\frac{T}{2}} \int_0^{\frac{T}{2}} E_T \sin\omega t \, dt$$

$$= \frac{2}{T} \times E_m \int_0^{\frac{T}{2}} \sin\omega t \, dt$$

$$= \frac{2}{T} \times E_m \left[-\frac{1}{\omega}\cos\omega t\right]_0^{\frac{T}{2}}$$

$$= \frac{2}{T} \times E_m \times \left(-\frac{1}{\omega}\right)\left[\cos\omega t\right]_0^{\frac{T}{2}}$$

$\omega = \frac{2\pi}{T}$ より，

$$E_{ave} = -\frac{2}{T} \times \frac{1}{\frac{2\pi}{T}} \times E_m \left[\cos\frac{2\pi}{T}t\right]_0^{\frac{T}{2}}$$

$$= -\frac{E_m}{\pi}(\cos\pi - \cos 0)$$

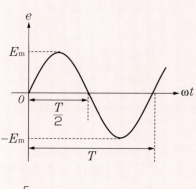

$$= -\frac{E_m}{\pi} \times (-2)$$
$$= \frac{2}{\pi} \times E_m$$
$$= 0.637 \, E_m$$

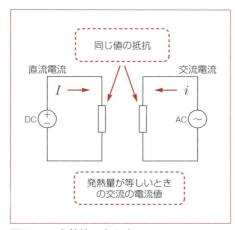
図5-15 実効値の考え方

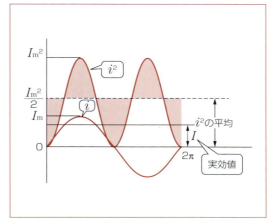
図5-16 正弦波交流の実効値

の平均は$\dfrac{I_m^2}{2}$となり，実効値Iは，

$$I = \sqrt{\dfrac{I_m^2}{2}} = \dfrac{1}{\sqrt{2}} \cdot I_m$$

$$= 0.707 \cdot I_m \,[\text{A}] \quad \cdots\cdots\cdots\cdots\cdots\cdots\cdots\cdots\cdots\cdots (5\text{-}8)$$

と表すことができます．

このように交流電流の実効値は，最大値を0.707倍した値となります．交流電圧も同様になります．したがって正弦波交流の実効値は，

$$実効値 = \dfrac{1}{\sqrt{2}} \times 最大値$$

$$= 0.707 \times 最大値 \quad \cdots\cdots\cdots\cdots\cdots\cdots\cdots\cdots\cdots (5\text{-}9)$$

となります．式 (5-9) より，最大値141 Vであった商用交流電圧の実効値Eを求めると，

$$E = 0.707 \times 141\text{V}$$

$$= 100\text{V}$$

となり，私たちが日常コンセントで使用している電圧の値は実効値を指していたことが確認できます．

まとめると，交流電圧・電流の瞬時値 (e, i) と実効値 (E, I) の関係は，次のようになります．

交流電圧：$e = E_m \sin(\omega t + \varphi)$
$\qquad\qquad = \sqrt{2}\,E \cdot \sin(\omega t + \varphi) \quad \cdots\cdots\cdots\cdots\cdots\cdots (5\text{-}10)$

交流電流：$i = I_m \sin(\omega t + \varphi)$
$\qquad\qquad = \sqrt{2}\,I \cdot \sin(\omega t + \varphi) \quad \cdots\cdots\cdots\cdots\cdots\cdots (5\text{-}11)$

正弦波交流の表し方

4. 波高率と波形率

正弦波交流以外の波形の実態を知るために，**波高率**（crest factor），**波形率**（format factor）を用います．波高率と波形率は次のように表します．

$$波高率 = 最大値／実効値 \quad \cdots\cdots\cdots(5\text{-}12)$$
$$波形率 = 実効値／平均値 \quad \cdots\cdots\cdots(5\text{-}13)$$

それでは，正弦波交流 $i = I_\mathrm{m} \sin \omega t$ [A] の波高率と波形率を求めてみましょう．最大値は I_m，実効値は $I_\mathrm{m}/\sqrt{2}$，平均値は $(2/\pi)\cdot I_\mathrm{m}$ であるから，それぞれを式に代入すると次のようになります．

$$波高率 = \frac{I_\mathrm{m}}{\frac{I_\mathrm{m}}{\sqrt{2}}} = \sqrt{2} = 1.414 \quad \cdots\cdots\cdots(5\text{-}14)$$

$$波形率 = \frac{\frac{I_\mathrm{m}}{\sqrt{2}}}{\frac{2}{\pi}\cdot I_\mathrm{m}} = \frac{\pi}{2\sqrt{2}} = 1.111 \quad \cdots\cdots\cdots(5\text{-}15)$$

正弦波交流以外の交流は，波形によりそれぞれ実効値，平均値が異なっているので，波高率，波形率も異なります（**図5-17**）．

医療機器のなかでも電気メスをはじめとする治療機器は，生体に電流を流しますが，このときに波高率や波形率の考え方が重要になります．

Tips　積分による実効値の求め方

$$I = \sqrt{\frac{1}{T}\int_0^T I_\mathrm{m}^2 \sin^2 \omega t\, dt}$$
$$= \sqrt{\frac{1}{T} \times I_\mathrm{m}^2 \int_0^T \frac{1}{2}(1-\cos 2\omega t)\, dt}$$
$$= \sqrt{\frac{1}{T} \times I_\mathrm{m}^2 \times \frac{1}{2}\int_0^T (1-\cos 2\omega t)\, dt}$$
$$= \sqrt{\frac{I_\mathrm{m}^2}{2T}\left[t - \frac{1}{2\omega}\sin 2\omega t\right]_0^T}$$

$\omega = \frac{2\pi}{T}$ より，

$$I = \sqrt{\frac{I_\mathrm{m}^2}{2T}\left[t - \frac{T}{4\pi}\sin\frac{4\pi}{T}t\right]_0^T}$$
$$= \sqrt{\frac{I_\mathrm{m}^2}{2T}\left(T - \frac{T}{4\pi}\sin 4\pi + \frac{T}{4\pi}\sin 0\right)}$$
$$= \sqrt{\frac{I_\mathrm{m}^2}{2T}\times T}$$

$$= \sqrt{\frac{I_\mathrm{m}^2}{2}}$$
$$= \frac{\sqrt{2}}{2}\times I_\mathrm{m}$$
$$= 0.707\, I_\mathrm{m}$$

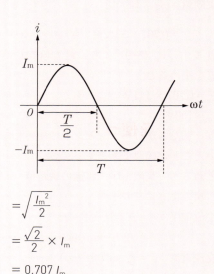

名　称	波　形	実効値	平均値	波形率	波高率
方　形　波	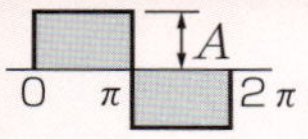	A	A	1	1
半　円　波	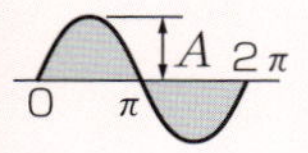	$\sqrt{\dfrac{2}{3}}A$	$\dfrac{\pi}{4}A$	$\dfrac{\sqrt{\dfrac{2}{3}}}{\dfrac{\pi}{4}}=1.040$	$\dfrac{1}{\sqrt{\dfrac{2}{3}}}=1.225$
正　弦　波	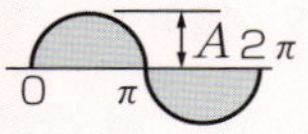	$\dfrac{A}{\sqrt{2}}$	$\dfrac{2}{\pi}A$	$\dfrac{\pi}{2\sqrt{2}}=1.111$	$\sqrt{2}=1.414$
三　角　波	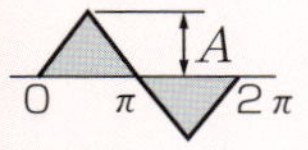	$\dfrac{A}{\sqrt{3}}$	$\dfrac{A}{2}$	$\dfrac{2}{\sqrt{3}}=1.155$	$\sqrt{3}=1.732$
半波整流波	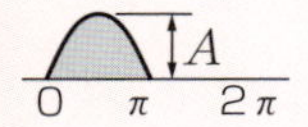	$\dfrac{A}{2}$	$\dfrac{A}{\pi}$	$\dfrac{\pi}{2}=1.571$	2
全波整流波	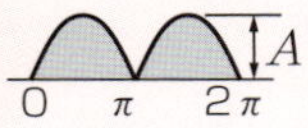	$\dfrac{A}{\sqrt{2}}$	$\dfrac{2}{\pi}A$	$\dfrac{\pi}{2\sqrt{2}}=1.111$	$\sqrt{2}=1.414$

図 5-17　波高率，波形率

4 ｜ 交流の表示方法（ベクトル表示）

　時間の長さ，面積，時間，温度などについては，その大きさの量を示せばよく，このような量をスカラー量といいます．一方，力，速度，磁界などを示す場合は大きさの量だけでなく，それが作用する方向も同時に示さなければ正しく表現されません．このように，大きさと方向をもった量をベクトル量といいます．

　このベクトル量を使って，交流電圧や電流を表示する方法を考えます．

1. ベクトルを使っての表示法

　ベクトル量を表すには，大きさと方向を表現できる矢印を用います．矢印の長さはそのベクトル量の大きさに比例し，矢印の方向はベクトル量の方向です（**図5-18**）．

　ベクトル量は，文字の上に・（ドット）を付けて表します．電流では $\dot{I}$（アイドット），電圧では $\dot{E}$（イードット）や $\dot{V}$（ブイドット）と表します．

　また，ベクトル量の大きさだけをいうときは，ドットを付けずに I, E, V のように表現し，ベクトル量の大きさは絶対値で示します．しかし，大きさのみを表した場合は何を基準にベクトル量の方向を表すのかわか

交流の表示方法（ベクトル表示）　　87

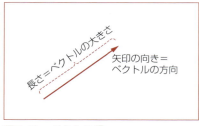
図5-18 ベクトル量

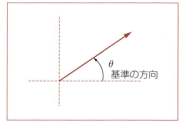
図5-19 偏角

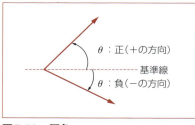
図5-20 偏角

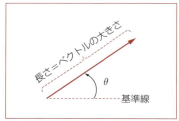
図5-21 ベクトル図

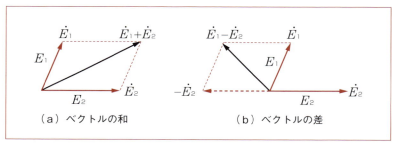

（a）ベクトルの和　　　　（b）ベクトルの差

図5-22 ベクトルの合成

らないため，縦軸と横軸を基準線として，この基準線と矢印のなす角を θ として表示するようにします．この角度 θ を**偏角**といいます（図5-19）．

偏角は基準線から反時計回りの角度を正（＋），時計回りの角度を負（－）とします（図5-20）．

このように，ベクトル量の大きさを矢印の長さで，その方向を偏角で表した図を**ベクトル図**といいます（図5-21）．ベクトル図はベクトル量の大きさと偏角を示したものであり，次のような式で示されます．

$$\dot{E} = E \angle \theta \quad \cdots\cdots(5\text{-}16)$$

（偏角↓，ベクトル量の大きさ↑）

このように，ベクトル量を式で表したものを，**ベクトル表示**といいます．次に，ベクトルの計算について述べます．基本は2つのベクトルの和，

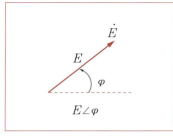
図5-23　交流のベクトル表示

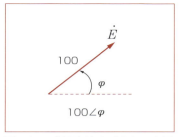
図5-24　商用交流のベクトル表示

差です．ベクトル$\dot{E}_1$とベクトル$\dot{E}_2$の和$\dot{E}$（$\dot{E} = \dot{E}_1 + \dot{E}_2$）は，$\dot{E}_1$と$\dot{E}_2$を2辺とする平行四辺形を作り，その対角線で表します（図5-22（a））．2つのベクトル$\dot{E}_1$とベクトル$\dot{E}_2$の差$\dot{E}$（$\dot{E} = \dot{E}_1 - \dot{E}_2$）を求めるには，まず$\dot{E}_2$の**逆ベクトル**（$-\dot{E}_2$）を求めます．これは，$\dot{E}_2$と大きさが同じで方向が反対になっているベクトルです．この$\dot{E}_2$の逆ベクトルと$\dot{E}_1$の和が$\dot{E}_1 - \dot{E}_2$となります（図5-22（b））．

2. 正弦波のベクトル表示

交流の特徴を理解するには，4つの基本的な性質が大切であることを学んできました（3 正弦波交流の表し方）．

$$e = E_\mathrm{m} \sin(\omega t + \varphi)$$
$$= \sqrt{2}\, E \sin(2\pi f \cdot t\ +\ \varphi) \quad\cdots\cdots\cdots\cdots\cdots\cdots\cdots(5\text{-}17)$$
　↑　　↑　　↑　　　　↑
　大きさ　波形　変化の速さ　位相

ここで基本的な4つの性質のうち，波形が正弦波（sin）であり周波数（f）が一定であることが決まっていたら，残りの2つ（大きさ，位相）について考えればよいことになります．そこで，交流を表示する方法として，瞬時値の式を用いないで，"大きさ"と"位相"の2つだけを用いて表現する方法を正弦波の**ベクトル表示法**といいます．式（5-17）をベクトル表示すると，図5-23のようになります．ベクトル表示をする場合に重要なことは，電圧や電流の大きさを実効値で表示することです．

通常使用している商用交流（100 V，50 Hz）は，

$$e = \sqrt{2} \cdot 100 \sin(2\pi \cdot 50 \cdot t + \varphi)$$
$$= \sqrt{2} \cdot 100 \sin(100\pi \cdot t + \varphi) \quad\cdots\cdots\cdots\cdots\cdots\cdots(5\text{-}18)$$

であり，ベクトル表示すると，

$$\dot{E} = 100\angle\varphi$$
　　↑　　↑　$\cdots\cdots\cdots\cdots\cdots\cdots\cdots\cdots\cdots\cdots\cdots\cdots\cdots$(5-19)
　実効値　位相

となります（図5-24）．

このように，ベクトル表示を行うと，交流電圧や交流電流の"大きさ"と"位相"を簡単に表現できます．

5 交流に対する素子の特性（抵抗，キャパシタ，インダクタ）

　抵抗（resistor），キャパシタ（capasitor），インダクタ（inductor）は受動素子といわれ，それ自体ではエネルギーを発生することはありません．これらの素子は，いろいろな機器の中の回路を構成する重要な素子ですので，交流に対する性質について考えてみましょう（各々の素子の特性は，図5-25のように測定します）．

1. 抵抗の働き（図5-26）

　正弦波の交流電源 $e = E_m \sin \omega t$ に**抵抗** R を接続すると，回路に流れる電流は次のようになります．

$$i = \frac{e}{R} = \frac{E_m}{R} \sin \omega t$$
$$= I_m \sin \omega t = \sqrt{2}\, I \cdot \sin \omega t \quad \cdots\cdots\cdots\cdots\cdots\cdots\cdots\cdots (5\text{-}20)$$

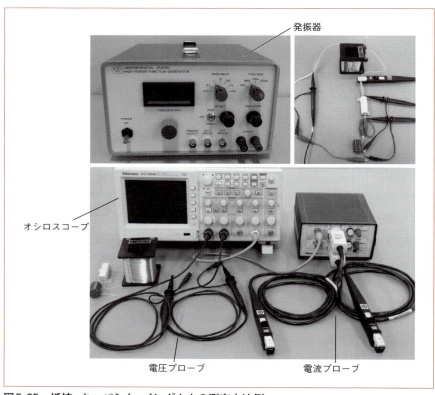

図5-25　抵抗，キャパシタ，インダクタの測定方法例

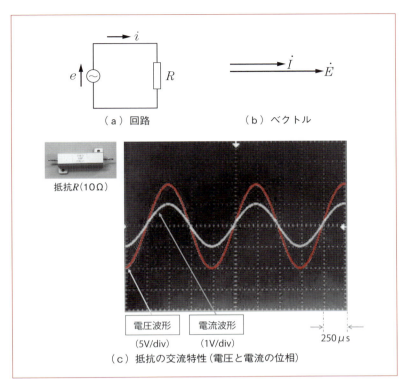

図5-26 抵抗の働き
振幅10 V,周波数1 kHzの電源電圧を抵抗10 Ωに加えたときの抵抗の両端の電圧波形と回路を流れる電流波形.電圧と電流の位相は同相であることがわかる.

　このときの電圧と電流の関係はどのようになるでしょうか.式(5-20)では,電圧と電流の位相差はみられませんが,実際の回路で確認してみましょう.図5-26（c）は,抵抗Rの両端の電圧波形と回路内に流れる電流波形です.2つの波形の時間的なズレはみられず,電圧と電流は**同相**です.これをベクトル図で示すと,電圧を基準として図5-26（b）のようになります.

$$\dot{I} = \frac{1}{R} \cdot E \angle 0 \ [\text{A}] \quad \cdots\cdots\cdots\cdots\cdots\cdots\cdots\cdots\cdots\cdots (5\text{-}21)$$

また,電流を基準として考えると,

$$\dot{E} = R \cdot I \angle 0 = \dot{V}_R \quad \cdots\cdots\cdots\cdots\cdots\cdots\cdots\cdots\cdots\cdots (5\text{-}22)$$

となり,$\dot{V}_R$は抵抗の両端電圧を示します.

　ベクトル図にも電圧と電流の位相差はありません.つまり,交流に対する抵抗の基本性質は次のように考えることができます.
　①電流の流れを妨げる
　②波形,周波数,位相を変化させる作用はない

交流に対する素子の特性（抵抗,キャパシタ,インダクタ）

2. インダクタの働き（図5-27）

導体（導線）を円筒状にクルクルと巻いたものをコイルといい，電気工学ではコイルをインダクタ（inductor）といいます．このインダクタがもつ電気的な性質（大きさ）をインダクタンス（inductance）といいます．インダクタンスは量記号L，単位はヘンリー[H]で表します．

インダクタンスには，自己誘導により起電力e_Lが発生します．

$$e_L = -e$$

$$= -L\frac{\Delta i}{\Delta t} \text{[V]} \cdots\cdots\cdots\cdots\cdots\cdots\cdots\cdots (5\text{-}23)$$

このe_Lは，電源電圧eと向きが反対の起電力であり，$e_L = -e$となるような電流iを流そうとします．電源電圧eも時間とともに変化するので，電流も変化することとなります．この関係は，自己インダクタンスL[H]に流れる電流$I_m \sin \omega t$がΔt秒間にΔiだけ変化すると，次のように表せます．

$$i_{t+\Delta t} = I_m \sin \omega (t + \Delta t)$$
$$= I_m (\sin\omega t \cos\omega\Delta t + \cos\omega t \sin\omega\Delta t)$$
$$= I_m \sin \omega t + I_m \omega\Delta t \cos \omega t \cdots\cdots\cdots\cdots (5\text{-}24)$$

（Δtがきわめて微小であれば，$\cos\omega\Delta t \fallingdotseq 1$，$\sin\omega\Delta t \fallingdotseq \omega\Delta t$で表せる）

ここで，電源電圧eは，微小時間の電流の変化として$L\left(\frac{\Delta i}{\Delta t}\right)$で表されるので次のようになります．

$$e = L\frac{i_{t+\Delta t} - i_t}{\Delta t}$$

$$= L\frac{(I_m \sin \omega t + I_m \omega\Delta t \cos \omega t) - I_m \sin \omega t}{\Delta t}$$

$$= L\frac{I_m \omega\Delta t \cos \omega t}{\Delta t} = \omega L I_m \cos \omega t = \omega L I_m \sin\left(\omega t + \frac{\pi}{2}\right)$$

$$= \sqrt{2} I\omega L \sin\left(\omega t + \frac{\pi}{2}\right)$$

$$= \sqrt{2} E \sin\left(\omega t + \frac{\pi}{2}\right) \quad (E = \omega L I \text{とおく}) \cdots\cdots\cdots (5\text{-}25)$$

式（5-25）より，$I = \dfrac{E}{\omega L}$となり，ωLは交流電流の流れを妨げる働きをすることがわかります．これを**誘導リアクタンス**（inductive reactance）とよび，量記号X_L，単位はオーム[Ω]で表します．また，電源電圧と電流の位相の関係は図5-27（c）のようになり，電流に対して電圧が$\pi/2$進んでいます（または，電流が電圧に対して$\pi/2$遅れている）．

電圧と電流をそれぞれ基準にしてベクトル図で示すと図5-27（b）のようになります．

$$\dot{I} = \frac{1}{X_L}\cdot E\angle-\frac{\pi}{2} = \frac{1}{\omega L}E\angle-\frac{\pi}{2} \cdots\cdots\cdots\cdots\cdots (5\text{-}26)$$

弧度法において，中心角θが非常に小さい角度に対する三角関数（三角比）の値を考える．半径1の円に対し，角度θ radに対する弧の長さはθ（BC），$\sin\theta$は線分 AC の長さ，$\cos\theta$は線分 OA の長さである．

ここで，$\theta \to 0$のとき，
$\sin\theta \to \theta$（線分 AC の長さは弧 CB（θ）の長さに近づく）
$\cos\theta \to 1$（線分 OA の長さは半径の1に近づく）
$\tan\theta \to \theta$（$\tan\theta =(\sin\theta/\cos\theta)$であるので）

したがって，$\theta = \omega\Delta t$として，$\Delta t \to 0$のとき
$\sin\omega\Delta t \to \omega\Delta t$
$\cos\omega\Delta t \to 1$
$\tan\omega\Delta t \to \omega\Delta t$

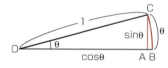

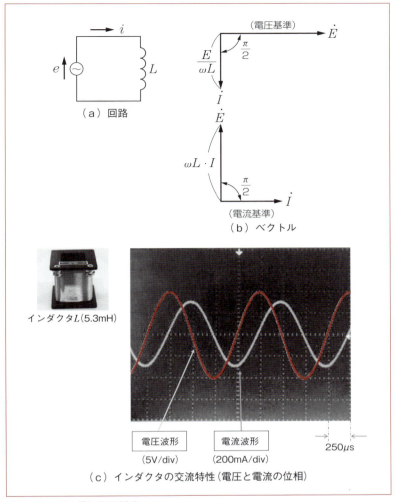

図5-27 インダクタの働き
振幅10V，周波数1kHzの電源電圧をインダクタ(5.3mH)に加えたときのインダクタの両端の電圧波形と回路を流れる電流波形．電流を基準にすると電圧の位相が π/2 進むことがわかる（電圧を基準にすると電流は π/2 遅れる）．

$$\dot{E} = X_L \cdot I \angle \frac{\pi}{2} = \omega L I \angle \frac{\pi}{2} = \dot{V}_L \quad \cdots\cdots\cdots\cdots\cdots\cdots(5\text{-}27)$$

$\dot{V}_L$はインダクタの両端電圧を示します．

これより，インダクタの交流に対する性質は次のように考えることができます．
① 波形の変化はない
② 変化の速さ（周波数）は変わらない
③ 電圧の位相は電流の位相より π/2 進んでいる
④ 電流の大きさは電圧の $1/\omega L$ 倍になる

3. キャパシタの働き（図5-28）

キャパシタは2つの導体間に絶縁体を挟んだ状態です。キャパシタには電荷を蓄える作用があり，その大きさを**静電容量**（capacitance）といいます。静電容量は量記号C，単位はファラド［F］で表します。

キャパシタに電源電圧$e = E_\mathrm{m}\sin \omega t$を加えると電荷$q$（電荷の瞬時値）が蓄えられます。

$$q = C \cdot e = C \cdot E_\mathrm{m}\sin \omega t \ [\mathrm{C}] \quad \cdots\cdots\cdots\cdots\cdots\cdots\cdots(5\text{-}28)$$

qは電源電圧に比例するので時間により変化するため，回路に流れる電流iは$i = \dfrac{\Delta q}{\Delta t}$という変化率で表されます。したがって，キャパシタ$C$［F］に移動する電荷が，$\Delta t$秒間に$\Delta q$だけ変化すると次のように表せます。

$$i = \frac{\Delta q}{\Delta t} = \frac{q_{\mathrm{t}+\Delta \mathrm{t}} - q_\mathrm{t}}{\Delta t}$$

$$= \frac{CE_\mathrm{m}\sin \omega(t + \Delta t) - CE_\mathrm{m}\sin \omega t}{\Delta t}$$

$$= CE_\mathrm{m}\frac{(\sin \omega t \cos \omega\Delta t + \cos \omega t \sin \omega\Delta t) - \sin \omega t}{\Delta t}$$

$$= CE_\mathrm{m}\omega\cos\omega t = \omega CE_\mathrm{m}\sin\left(\omega t + \frac{\pi}{2}\right)$$

$$= \sqrt{2}\, E\omega C \sin\left(\omega t + \frac{\pi}{2}\right)$$

$$= \sqrt{2}\, I \sin\left(\omega t + \frac{\pi}{2}\right) \quad (I = \omega CE とおく) \quad \cdots\cdots\cdots(5\text{-}29)$$

式（5-29）より電流Iは，

$$I = \omega CE = \frac{E}{\dfrac{1}{\omega C}} \quad \cdots\cdots\cdots\cdots\cdots\cdots\cdots\cdots\cdots\cdots\cdots(5\text{-}30)$$

となります。式（5-30）より（$1/\omega C$）は交流電流の流れを妨げる働きをすることがわかります。これを**容量リアクタンス**（capacitive reactance）とよび，量記号X_C，単位は［Ω］で表します。また，電源電圧と電流の位相の関係は，図5-28（c）のようになり，電圧に対して電流が$\pi/2$進んでいます（または，電圧が電流に対して$\pi/2$遅れている）。

電圧と電流をそれぞれ基準にしてベクトル図で示すと図5-28（b）のようになります。

$$\dot{I} = \frac{1}{X_\mathrm{C}} \cdot E \angle \frac{\pi}{2} = \omega CE \angle \frac{\pi}{2} \quad \cdots\cdots\cdots\cdots\cdots\cdots(5\text{-}31)$$

$$\dot{E} = X_\mathrm{C} \cdot I \angle -\frac{\pi}{2} = \frac{1}{\omega C} \cdot I \angle -\frac{\pi}{2} = \dot{V}_\mathrm{C} \quad \cdots\cdots\cdots\cdots(5\text{-}32)$$

$\dot{V}_\mathrm{C}$はキャパシタの両端電圧を示します。

これより，キャパシタの交流に対する性質は次のようになります。

94　第5章　交流回路

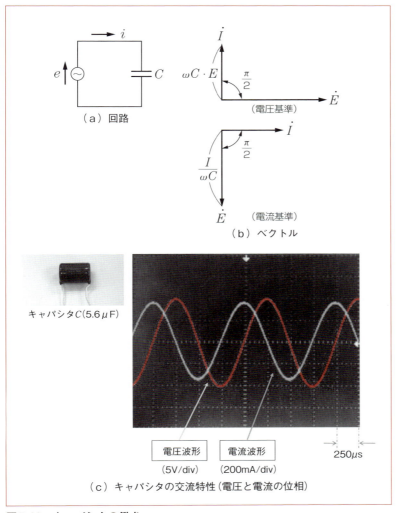

図5-28 キャパシタの働き
振幅10 V, 周波数1 kHzの電源電圧をキャパシタ(5.6 μF)に加えたときのキャパシタの両端の電圧波形と回路を流れる電流波形. 電流を基準とすると電圧の位相がπ/2遅れることがわかる(電圧を基準にすると電流はπ/2進んでいる).

①波形の変化はない
②変化の速さ(周波数)は変わらない
③電圧の位相は電流の位相よりπ/2遅れている
④電流の大きさは電圧のωC倍になる

抵抗, インダクタ, キャパシタの交流に対する基本性質をまとめると図5-29のようになります.

	抵抗だけの回路	インダクタだけの回路	キャパシタだけの回路
回路図	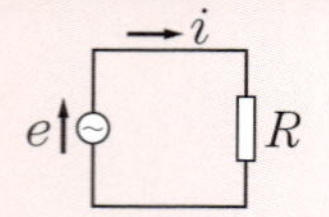	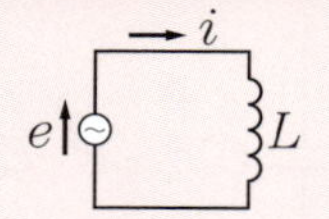	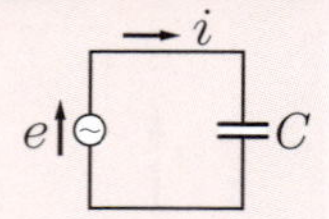
電源電圧	$e=\sqrt{2}\,E\sin\omega t\,[\mathrm{V}]$		
インピーダンス	$Z=R\,[\Omega]$	$Z=X_{\mathrm{L}}=2\pi fL\,[\Omega]$	$Z=X_{\mathrm{C}}=\dfrac{1}{2\pi fC}\,[\Omega]$
電流の計算式	$I=\dfrac{E}{Z}=\dfrac{E}{R}\,[\mathrm{A}]$	$I=\dfrac{E}{Z}=\dfrac{E}{X_{\mathrm{L}}}=\dfrac{E}{2\pi fL}\,[\mathrm{A}]$	$I=\dfrac{E}{Z}=\dfrac{E}{X_{\mathrm{C}}}=2\pi fCE\,[\mathrm{A}]$
電圧と電流の波形 (電圧基準)	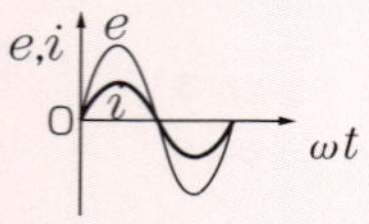	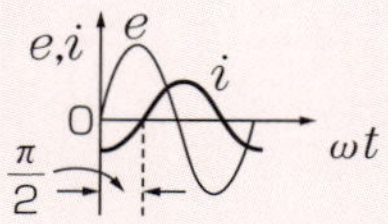	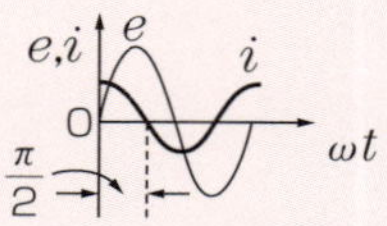
電圧と電流の ベクトル図 (電圧基準)	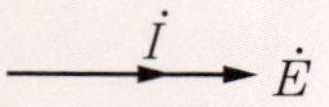	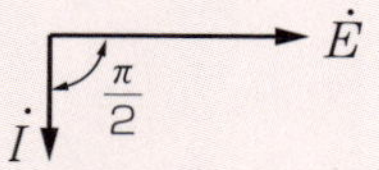	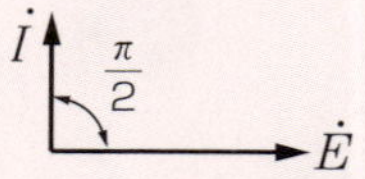
位相（電圧基準）	同　相	遅れ電流	進み電流

図5-29　交流に対する抵抗，インダクタ，キャパシタの特性

6 ｜ 交流電流を妨げるもの

1. 交流に対する各リアクタンスの性質

　　抵抗は，周波数に関係なく一定の値をとりますが，インダクタ，キャパシタは周波数が変化すると交流の抵抗（**リアクタンス**）が変わります．インダクタ，キャパシタのリアクタンスは交流の周波数により変化し，

　　誘導リアクタンス　$X_{\mathrm{L}}=\omega L=2\pi fL\,[\Omega]$　$\cdots\cdots\cdots\cdots\cdots\cdots$(5-33)

　　容量リアクタンス　$X_{\mathrm{C}}=\dfrac{1}{\omega C}=\dfrac{1}{2\pi fC}\,[\Omega]$　$\cdots\cdots\cdots\cdots\cdots$(5-34)

と表します．

　　これらの式より，インダクタは直流に対して抵抗はゼロですが，交流に対してはインダクタンスと周波数に比例して抵抗が大きくなります（式(5-33)）．一方，キャパシタは，直流に対して抵抗は無限大ですが，交流に対してはキャパシタンスと周波数に反比例して抵抗が小さくなります（式(5-34)）．

　　このように，インダクタとキャパシタのリアクタンスの性質は正反対です．両者には π（180°）の位相差があります（**図5-30**）．

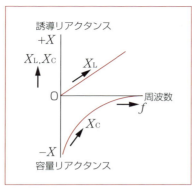

図5-30　リアクタンス

2. インピーダンスとアドミタンス

リアクタンスの性質より，抵抗，インダクタ，キャパシタは交流電流を妨げることがわかりました．そして，インダクタ，キャパシタは周波数に比例して交流の抵抗値が変化し，電圧と電流の位相差があることがわかりました．このように，交流電流を妨げる働きをするものを総称して**インピーダンス**（impedance）といいます．インピーダンスは量記号 Z，単位は［Ω］で表します．

$$Z = \frac{E}{I} \, [\Omega] \quad \cdots\cdots\cdots\cdots\cdots\cdots\cdots\cdots\cdots\cdots\cdots\cdots\cdots\cdots (5\text{-}35)$$

これらの関係をまとめると，図5-31のようになります．

また，インピーダンスの逆数 $1/Z$ を**アドミタンス**（admittance）といい，量記号 Y，単位はジーメンス［S］で表します．インピーダンスは，電流の流れにくさを表していますが，アドミタンスは電流の流しやすさ

 電気工学で使用されるタンス

電気工学・回路ではさまざまな「タンス」が出没します．本章で，これら「タンス」の意味を理解していきましょう．

術　語	英　語	記号	単位
レジス<u>タンス</u>	resis<u>tance</u>	R	Ω
インダク<u>タンス</u>	induc<u>tance</u>	L	H
キャパシ<u>タンス</u>	capaci<u>tance</u>	C	F
インピー<u>ダンス</u>	impe<u>dance</u>	Z	Ω
リアク<u>タンス</u>	reac<u>tance</u>	X	Ω
誘導リアク<u>タンス</u>	inductive reac<u>tance</u>	X_L	Ω
容量リアク<u>タンス</u>	capacitive reac<u>tance</u>	X_C	Ω
アドミ<u>タンス</u>	admit<u>tance</u>	Y	S
コンダク<u>タンス</u>	conduc<u>tance</u>	G	S
サセプ<u>タンス</u>	suscep<u>tance</u>	B	S

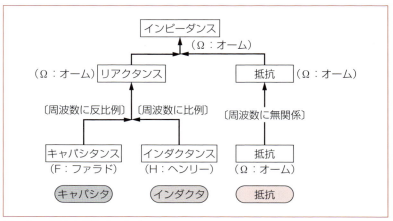

図5-31　電流を制御する要素

を表しています．コンダクタンスと同様の考え方です．

7 直列回路

前節まで，抵抗，インダクタ，キャパシタについて，交流に対する性質を学習しました．次に，これらを組み合わせた回路における電圧と電流の関係を考えてみましょう．

まず，R，L，C を直列に接続した回路について考えます．直列回路で大切なことは，直列に接続されている各素子に流れる電流は共通しているということです．したがって，直列回路の学習の要点は，回路に流れる電流により各素子に発生する電圧との位相関係です．直列回路では，回路に流れる電流を基準としてベクトル図を描くとわかりやすいでしょう．

1. RL 直列回路（図5-32）

抵抗を直列に接続した回路では，各々の抵抗の両端に発生する電圧を合計した値は，電源電圧の値と等しくなります．この場合，電圧の合計は単純加算となります．しかし，インダクタやキャパシタを直列に接続して交流を流した場合に，抵抗と同様の考え方ができるでしょうか？

図5-32 (a) の RL 回路に正弦波交流を加えたときの電流について調べてみましょう．ベクトル表示を行うために，電源電圧 $\dot{E}$ [V]，抵抗値 R [Ω] の抵抗両端の電圧を $\dot{V}_R$，自己インダクタンス L [H] のインダクタ両端の電圧を $\dot{V}_L$ とします．回路に流れる電流は，抵抗とインダ

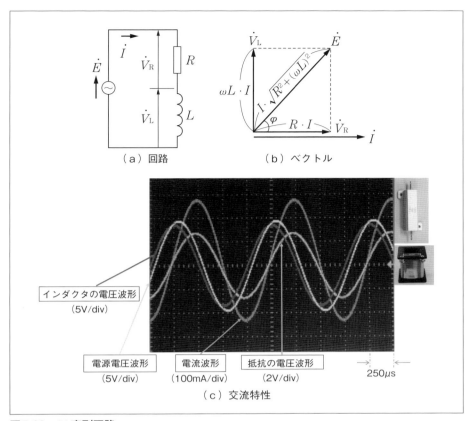

図 5-32 *RL* 直列回路

クタで共通となります.電流を基準にすると,抵抗に発生する電圧は電流と同相であり,式(5-22)で表されます.また,インダクタに発生する電圧は,電流より π/2 だけ位相が進むので,式(5-27)のように表されます.

これらから回路の電圧 $\dot{E}$ は,

$$\dot{E} = \dot{V}_R + \dot{V}_L \quad \cdots\cdots\cdots\cdots\cdots\cdots\cdots\cdots\cdots(5\text{-}36)$$

のようになります.

電流を基準にしたときの $\dot{E}$, $\dot{V}_R$, $\dot{V}_L$ の関係を表したベクトル図(図5-32(b))より,

$$E = |\dot{E}| = \sqrt{V_R^2 + V_L^2} = \sqrt{(RI)^2 + (X_L I)^2}$$
$$= \sqrt{R^2 + (\omega L)^2} \times I \text{ [V]} \quad \cdots\cdots\cdots\cdots(5\text{-}37)$$

となり,回路の全電流 I および電圧と電流の位相は次のようになります.

$$I = \frac{E}{\sqrt{R^2 + (\omega L)^2}} \text{ [A]} \quad \cdots\cdots\cdots\cdots\cdots\cdots(5\text{-}38)$$

$$\varphi = \tan^{-1}\left(\frac{V_L}{V_R}\right) = \tan^{-1}\frac{\omega L}{R} \quad \cdots\cdots\cdots\cdots\cdots(5\text{-}39)$$

直列回路

ここで，式（5-37）より

$$\frac{E}{I} = \sqrt{R^2 + (\omega L)^2}$$ で示される $\sqrt{R^2 + (\omega L)^2}$ が**インピーダンス**です．

$Z = \sqrt{R^2 + (\omega L)^2}$ を用いると，$Z = E/I$ [Ω]，$I = E/Z$ [A]，$E = Z \cdot I$ [V] と表すことができます．

なお，電圧 $\dot{E}$ と電流 $\dot{I}$ の位相角 φ を**インピーダンス角**（impedance angle）といいます．また，ベクトル図で示すように，$\dot{E}$，$\dot{V}_{\mathrm{R}}$，$\dot{V}_{\mathrm{L}}$ で表される三角形は，直列回路のインピーダンス三角形とよばれます．

実際の回路での測定例を図5-32（c）に示します（$R = 10\,\Omega$，$L = 5.3$ mH，$f = 1\,\mathrm{kHz}$，$E_{\mathrm{m}} = 10\,\mathrm{V}$ を使用）．

2.RC 直列回路（図5-33）

図5-33（a）の RC 直列回路に正弦波交流を加えたときの電流について調べてみましょう．ベクトル表示を行うと，電源電圧 E [V]，抵抗値 R [Ω] の抵抗両端の電圧を $\dot{V}_{\mathrm{R}}$，キャパシタンス C [F] のキャパシタ両端の電圧を $\dot{V}_{\mathrm{C}}$ とします．回路に流れる電流は抵抗とキャパシタに共通しているので，電流を基準にすると抵抗の電圧は電流と同相であり，式（5-22）で表されます．また，キャパシタに発生する電圧は，電流より $\pi/2$ だけ位相が遅れるので，式（5-32）のように表されます．

これらより，回路の電圧 $\dot{E}$ は次のようになります．

$$\dot{E} = \dot{V}_{\mathrm{R}} + \dot{V}_{\mathrm{C}} \quad \cdots\cdots\cdots\cdots\cdots\cdots\cdots\cdots\cdots\cdots\cdots\cdots(5\text{-}40)$$

電流を基準にしてベクトル図を描くと図5-33（b）のようになります．ベクトル図より，

$$E = |\dot{E}| = \sqrt{V_{\mathrm{R}}^{\,2} + V_{\mathrm{C}}^{\,2}} = \sqrt{(RI)^2 + (X_{\mathrm{C}}I)^2}$$

$$= \sqrt{R^2 + \left(\frac{1}{\omega C}\right)^2} \times I\,[\mathrm{V}] \quad \cdots\cdots\cdots\cdots\cdots\cdots\cdots(5\text{-}41)$$

と表せることから，回路の全電流 I および電圧と電流の位相は次のようになります．

$$I = \frac{V}{\sqrt{R^2 + \left(\dfrac{1}{\omega C}\right)^2}}\,[\mathrm{A}] \quad \cdots\cdots\cdots\cdots\cdots\cdots\cdots\cdots\cdots(5\text{-}42)$$

$$Z = \sqrt{R^2 + \left(\frac{1}{\omega C}\right)^2}\,[\Omega] \quad \cdots\cdots\cdots\cdots\cdots\cdots\cdots\cdots\cdots(5\text{-}43)$$

$$\varphi = \tan^{-1}\!\left(\frac{V_{\mathrm{C}}}{V_{\mathrm{R}}}\right) = \tan^{-1}\frac{\dfrac{1}{\omega C}}{R} = \tan^{-1}\frac{1}{\omega C R} \quad \cdots\cdots\cdots\cdots(5\text{-}44)$$

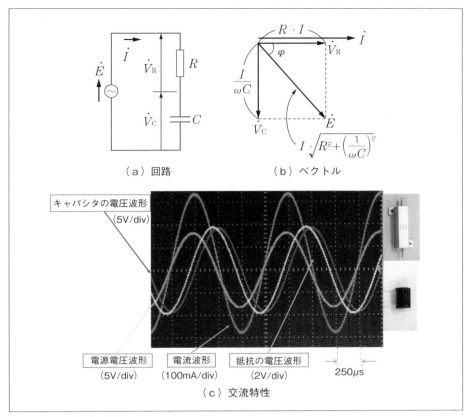

図5-33 RC直列回路

3. RLC直列回路（図5-34）

図5-34（a）のRLC直列回路に正弦波交流を加えたときの電流について調べてみましょう。ベクトル図より（図5-34(b)），電源電圧$\dot{E}$[V]，抵抗値R[Ω]の抵抗両端の電圧を$\dot{V}_R$，自己インダクタンスL[H]のインダクタ両端の電圧を$\dot{V}_L$，およびキャパシタンスC[F]のキャパシタ両端の電圧を$\dot{V}_C$とすると，回路に流れる電流は抵抗，インダクタ，キャパシタに共通しているので，電流を基準にすると，$\dot{V}_R$は式（5-22），$\dot{V}_L$は式（5-27），$\dot{V}_C$は式（5-32）となります。

したがって，回路の電圧$\dot{E}$は，次のように3つの素子の電圧の合成となります。

$$\dot{E} = \dot{V}_R + \dot{V}_L + \dot{V}_C \quad \cdots\cdots\cdots\cdots\cdots\cdots\cdots\cdots\cdots\cdots\cdots\cdots\cdots(5\text{-}45)$$

ここで，$\dot{V}_L > \dot{V}_C$，$\dot{V}_L < \dot{V}_C$の場合を考えます。すなわち，$X_L \cdot I > X_C \cdot I$の場合は$X_L > X_C$，同様に$X_L \cdot I < X_C \cdot I$の場合は$X_L < X_C$となります。

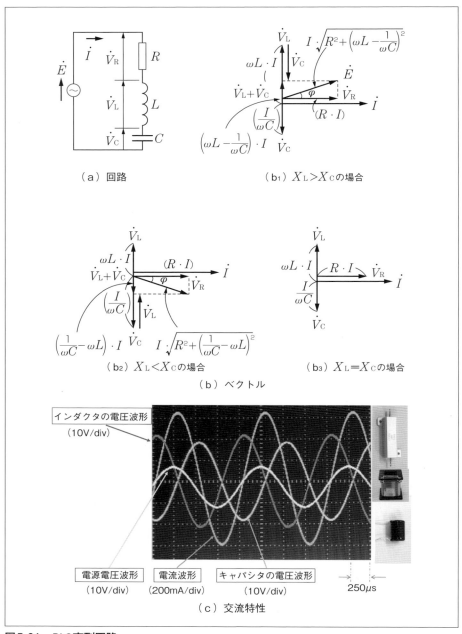

図5-34　RLC直列回路

1) $X_L > X_C$ の場合

　誘導リアクタンスが容量リアクタンスより大きい状態です．電流を基準にしてベクトル図を描くと図5-34（b₁）のようになり，

$$E = |\dot{E}| = \sqrt{V_R^2 + (V_L - V_C)^2} = \sqrt{(RI)^2 + (X_L I - X_C I)^2}$$
$$= \sqrt{R^2 + (X_L - X_C)^2} \times I \ [\text{V}] \cdots\cdots\cdots\cdots\cdots\cdots(5\text{-}46)$$

$$\therefore I = \frac{E}{\sqrt{R^2 + \left(\omega L - \dfrac{1}{\omega C}\right)^2}} \ [\text{A}] \ \cdots\cdots\cdots\cdots\cdots\cdots\cdots(5\text{-}47)$$

$$Z = \sqrt{R^2 + \left(\omega L - \dfrac{1}{\omega C}\right)^2} \ [\Omega] \ \cdots\cdots\cdots\cdots\cdots\cdots(5\text{-}48)$$

となります. 電圧と電流の位相差は,

$$\varphi = \tan^{-1}\left(\frac{X_\mathrm{L} - X_\mathrm{C}}{R}\right) = \tan^{-1}\frac{\omega L - \dfrac{1}{\omega C}}{R} \ \cdots\cdots\cdots\cdots(5\text{-}49)$$

と表すことができます.

2) $X_\mathrm{L} < X_\mathrm{C}$ の場合

容量リアクタンスが誘導リアクタンスより大きい状態です. 電流を基準にしてベクトル図を描くと図5-34（b$_2$）のようになり,

$$E = |\dot{E}| = \sqrt{V_\mathrm{R}{}^2 + (V_\mathrm{C} - V_\mathrm{L})^2} = \sqrt{(RI)^2 + (X_\mathrm{C}I - X_\mathrm{L}I)^2}$$

$$= \sqrt{R^2 + (X_\mathrm{C} - X_\mathrm{L})^2} \times I \ [\text{V}] \ \cdots\cdots\cdots\cdots\cdots(5\text{-}50)$$

$$\therefore I = \frac{E}{\sqrt{R^2 + \left(\dfrac{1}{\omega C} - \omega L\right)^2}} \ [\text{A}] \ \cdots\cdots\cdots\cdots\cdots\cdots(5\text{-}51)$$

$$Z = \sqrt{R^2 + \left(\dfrac{1}{\omega C} - \omega L\right)^2} \ [\Omega] \ \cdots\cdots\cdots\cdots\cdots(5\text{-}52)$$

となります. 電圧と電流の位相差は,

$$\varphi = \tan^{-1}\left(\frac{X_\mathrm{C} - X_\mathrm{L}}{R}\right) = \tan^{-1}\frac{\dfrac{1}{\omega C} - \omega L}{R} \ \cdots\cdots\cdots\cdots(5\text{-}53)$$

と表すことができます.

3) $X_\mathrm{L} = X_\mathrm{C}$ の場合

誘導リアクタンスと容量リアクタンスが等しい場合, 両者間の位相がπずれているのでお互いリアクタンスを打ち消しあい, 抵抗だけの回路となります. 電流を基準にしてベクトル図を描くと, 図5-34（b$_3$）のようになり, $|V_\mathrm{L} - V_\mathrm{C}| = 0$ より,

$$E = |\dot{E}| = \sqrt{V_\mathrm{R}{}^2} = \sqrt{(RI)^2}$$

$$= R \times I \ [\text{V}] \ \cdots\cdots\cdots\cdots\cdots\cdots\cdots\cdots\cdots(5\text{-}54)$$

$$\therefore I = \frac{E}{R} \ [\text{A}] \ \cdots\cdots\cdots\cdots\cdots\cdots\cdots\cdots\cdots\cdots(5\text{-}55)$$

$$Z = R \ [\Omega] \ \cdots\cdots\cdots\cdots\cdots\cdots\cdots\cdots\cdots\cdots\cdots(5\text{-}56)$$

となります. 電圧と電流が同相となるので位相差は0となります.

直列回路　103

回路の構成	回路図	インピーダンス[Ω]	電圧と電流の関係（ベクトル図）	電圧と電流の位相差[rad]
RL 直列	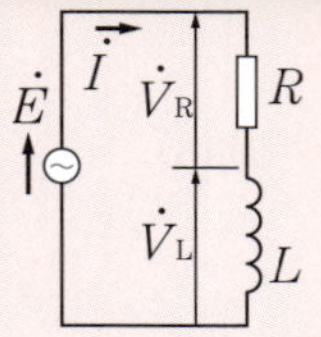	$Z=\sqrt{R^2+(2\pi fL)^2}$	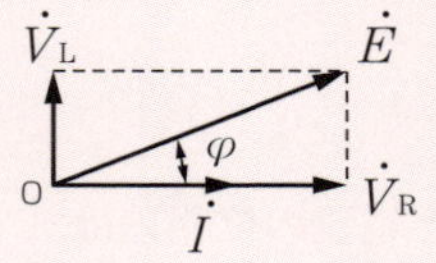	$\varphi=\tan^{-1}\dfrac{\omega L}{R}$
RC 直列	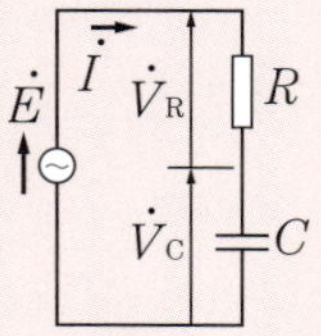	$Z=\sqrt{R^2+\left(\dfrac{1}{2\pi fC}\right)^2}$	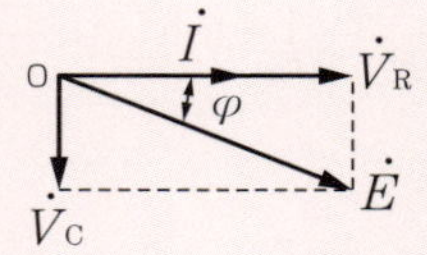	$\varphi=\tan^{-1}\dfrac{1/(\omega C)}{R}$ $=\tan^{-1}\dfrac{1}{\omega CR}$
RLC 直列	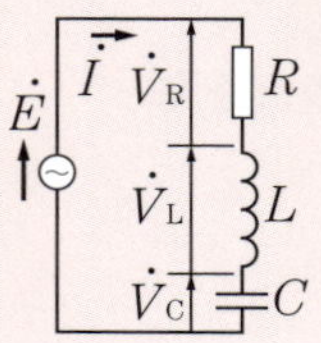	$Z=\sqrt{R^2+\left(\omega L-\dfrac{1}{\omega C}\right)^2}$	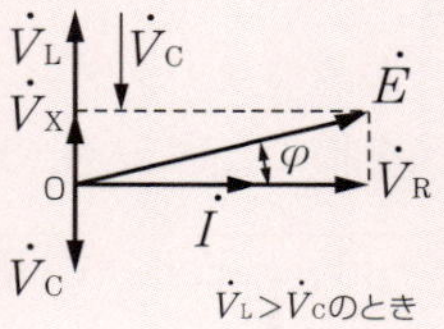 $\dot{V}_\mathrm{L}>\dot{V}_\mathrm{C}$のとき	$\varphi=\tan^{-1}\dfrac{X}{R}$ XはωLと$1/(\omega C)$の差をとる

図5-35　R, L, Cによる直列回路の特徴

以上，*R*，*L*，*C*による直列回路の特徴をまとめると図5-35のようになります．

8 ｜ 並列回路

　前節で，インダクタ，キャパシタ，抵抗を直列に接続した回路における電圧と電流の関係を学習しました．直列回路では，回路に流れる電流を基準として考えました．並列回路では各素子へ印加する電圧は共通となり，各素子の電流はそれぞれの素子のリアクタンスによって変化します．したがって，並列回路では，電圧を基準にして各素子に流れる電流の位相関係を考えていきましょう．

1. *RL* 並列回路（図5-36）

　図5-36（a）の***RL* 並列回路**に正弦波交流を加えたときの電流について調べてみましょう．図5-36(b)のベクトル図より，電源電圧$\dot{E}$［V］，回路の全電流を$\dot{I}$，抵抗値R［Ω］の抵抗に流れる電流を$\dot{I}_\mathrm{R}$，自己インダクタンスL［H］のインダクタに流れる電流を$\dot{I}_\mathrm{L}$とすると，抵抗およびインダクタには同じ値の電圧が加わるので，電圧を基準に考えること

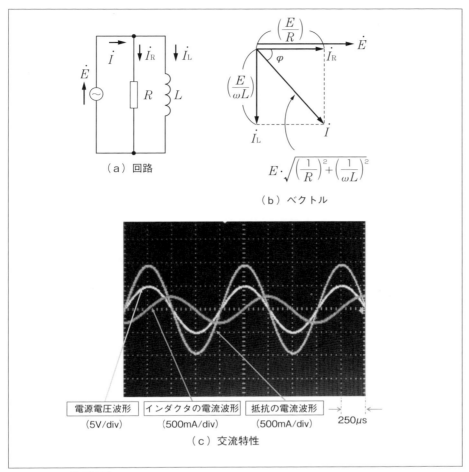

図 5-36　RL 並列回路

ができます．抵抗に流れる電流は電圧と同相であり，**インダクタに流れる電流は電圧より π/2 だけ位相が遅れる**ので，

$$\dot{I}_R = \frac{1}{R} \cdot E \angle 0 \ [\text{A}] \quad \cdots\cdots\cdots\cdots\cdots\cdots\cdots\cdots\cdots\cdots (5\text{-}57)$$

$$\dot{I}_L = \frac{1}{X_L} \cdot E \angle -\frac{\pi}{2} = \frac{E}{\omega L} \angle -\frac{\pi}{2} \ [\text{A}] \quad \cdots\cdots\cdots (5\text{-}58)$$

となり，したがって回路の電流 $\dot{I}$ は，

$$\dot{I} = \dot{I}_R + \dot{I}_L \quad \cdots\cdots\cdots\cdots\cdots\cdots\cdots\cdots\cdots\cdots\cdots\cdots (5\text{-}59)$$

となります．

電圧を基準にしたベクトル図（図 5-36 (b)）より，回路の全電流 I は，

$$I = |\dot{I}| = \sqrt{I_R^2 + I_L^2} = \sqrt{\left(\frac{E}{R}\right)^2 + \left(\frac{E}{X_L}\right)^2}$$

$$= \sqrt{\left(\frac{1}{R}\right)^2 + \left(\frac{1}{\omega L}\right)^2} \times E \ [\text{A}] \quad \cdots\cdots\cdots\cdots\cdots (5\text{-}60)$$

並列回路　105

と表すことができます．したがって，合成インピーダンスZおよび電圧と電流の位相は次のようになります．

$$Z = \frac{E}{I} = \frac{1}{\sqrt{\left(\dfrac{1}{R}\right)^2 + \left(\dfrac{1}{\omega L}\right)^2}} \ [\Omega] \quad \cdots\cdots\cdots\cdots\cdots\cdots\cdots(5\text{-}61)$$

$$\varphi = \tan^{-1}\!\left(\frac{I_\mathrm{L}}{I_\mathrm{R}}\right) = \tan^{-1}\!\left(\frac{\dfrac{E}{\omega L}}{\dfrac{E}{R}}\right) = \tan^{-1}\!\left(\frac{R}{\omega L}\right) \quad \cdots\cdots\cdots\cdots(5\text{-}62)$$

2. RC 並列回路（図5-37）

図5-37（a）のRC並列回路に正弦波交流を加えたときの電流について調べてみましょう．図5-37（b）のベクトル図より，電源電圧$\dot{E}$[V]，回路の全電流を$\dot{I}$，抵抗R[Ω]の抵抗に流れる電流を$\dot{I}_\mathrm{R}$，キャパシタンスC[F]のキャパシタに流れる電流を$\dot{I}_\mathrm{C}$とすると，抵抗およびキャパシタには同じ値の電圧が加わります．RL並列回路と同様に電圧を基準に考えることができます．抵抗に流れる電流は電圧と同相であり，キャパシタに流れる電流は電圧より$\pi/2$だけ位相が進むので，

$$\dot{I}_\mathrm{R} = \frac{1}{R}\cdot E \angle 0 \ [\mathrm{A}]$$

$$\dot{I}_\mathrm{C} = \frac{1}{X_\mathrm{c}}\cdot E \angle \frac{\pi}{2} = \omega C E \angle \frac{\pi}{2} \ [\mathrm{A}] \quad \cdots\cdots\cdots\cdots\cdots(5\text{-}63)$$

となり，したがって回路の電流$\dot{I}$は，

$$\dot{I} = \dot{I}_\mathrm{R} + \dot{I}_\mathrm{C} \quad \cdots\cdots\cdots\cdots\cdots\cdots\cdots\cdots\cdots\cdots\cdots\cdots\cdots(5\text{-}64)$$

となります．

電流を基準にした図5-37（b）のベクトル図より，回路の全電流Iは，

$$I = |\dot{I}| = \sqrt{I_\mathrm{R}^{\,2} + I_\mathrm{C}^{\,2}}$$

$$= \sqrt{\left(\frac{E}{R}\right)^2 + \left(\frac{E}{X_\mathrm{c}}\right)^2} = \sqrt{\left(\frac{1}{R}\right)^2 + (\omega C)^2} \times E \ [\mathrm{A}] \quad \cdots\cdots\cdots(5\text{-}65)$$

と表すことができます．したがって，合成インピーダンスZおよび電圧と電流の位相は次のようになります．

$$Z = \frac{E}{I} = \frac{1}{\sqrt{\left(\dfrac{1}{R}\right)^2 + (\omega C)^2}} \ [\Omega] \quad \cdots\cdots\cdots\cdots\cdots\cdots\cdots(5\text{-}66)$$

$$\varphi = \tan^{-1}\!\left(\frac{I_\mathrm{C}}{I_\mathrm{R}}\right) = \tan^{-1}\!\left(\frac{\omega C}{\dfrac{1}{R}}\right) = \tan^{-1}\omega CR \quad \cdots\cdots\cdots\cdots(5\text{-}67)$$

3. RLC 並列回路（図5-38）

図5-38（a）のRLC回路に正弦波交流を加えたときの電流について調べてみましょう．回路に加わる電圧は抵抗，インダクタ，キャパシタ

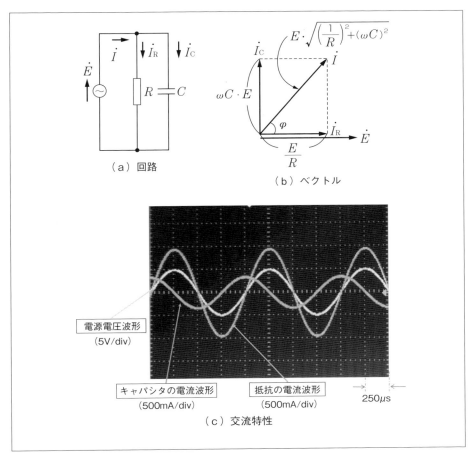

図5-37 *RC* 並列回路

に共通しているので，電圧を基準に考えます．抵抗，インダクタ，キャパシタに流れる電流はそれぞれ，式 (5-57)，式 (5-58)，式 (5-63) となります．

回路の電流 $\dot{I}$ は次のように3つの素子の電流の合成となります．

$$\dot{I} = \dot{I}_R + \dot{I}_L + \dot{I}_C \quad \cdots\cdots\cdots\cdots\cdots\cdots\cdots\cdots\cdots\cdots\cdots (5\text{-}68)$$

ここで，$\dot{I}_L < \dot{I}_C$ の場合 $\left(\dfrac{E}{X_L} < \dfrac{E}{X_C}\right)$ と $\dot{I}_L > \dot{I}_C$ の場合 $\dfrac{E}{X_L} > \dfrac{E}{X_C}$，すなわち $\dfrac{1}{X_L} < \dfrac{1}{X_C}$ と $\dfrac{1}{X_L} > \dfrac{1}{X_C}$ の2つに分けて考えます．

1) $\dfrac{1}{X_L} < \dfrac{1}{X_C}$ の場合

誘導リアクタンスが容量リアクタンスより大きい状態です．電圧を基準にしてベクトル図を描くと図5-38（b₁）のようになります．したがって，ベクトル図より，

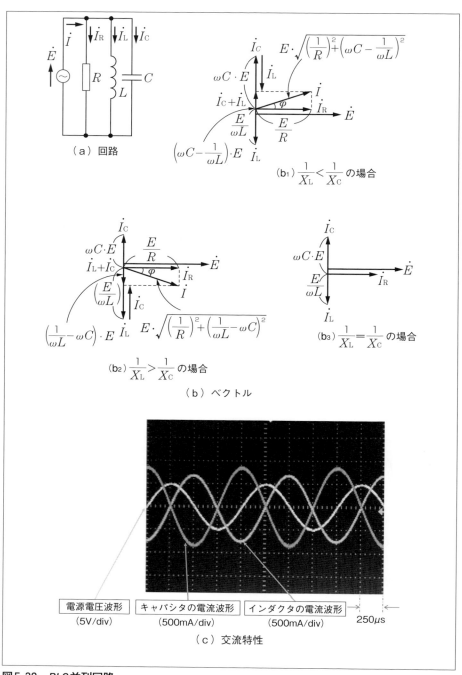

図5-38　*RLC*並列回路

$$I = |\dot{I}| = \sqrt{I_R^2 + (I_C - I_L)^2} = \sqrt{\left(\frac{E}{R}\right)^2 + \left(\frac{E}{X_C} - \frac{E}{X_L}\right)^2}$$

$$= \sqrt{\left(\frac{1}{R}\right)^2 + \left(\omega C - \frac{1}{\omega L}\right)^2} \times E \ [\mathrm{A}] \quad \cdots\cdots\cdots\cdots\cdots(5\text{-}69)$$

$$\therefore Z = \frac{E}{I} = \frac{1}{\sqrt{\left(\frac{1}{R}\right)^2 + \left(\omega C - \frac{1}{\omega L}\right)^2}} \ [\Omega] \quad \cdots\cdots\cdots\cdots(5\text{-}70)$$

と表すことができます．**電圧と電流の位相差は容量性となります．電流が電圧よりφ進みます．**

$$\varphi = \tan^{-1}\left(\frac{I_C - I_L}{I_R}\right) = \tan^{-1}\frac{\omega C E - \dfrac{E}{\omega L}}{\dfrac{E}{R}}$$

$$= \tan^{-1}\frac{\omega C - \dfrac{1}{\omega L}}{\dfrac{1}{R}} \quad \cdots\cdots\cdots\cdots(5\text{-}71)$$

2) $\dfrac{1}{X_L} > \dfrac{1}{X_C}$ の場合

　容量リアクタンスが誘導リアクタンスより大きい状態です．電圧を基準にしてベクトル図を描くと図5-38（b$_2$）のようになります．したがって，ベクトル図より，

$$I = |\dot{I}| = \sqrt{I_R^2 + (I_L - I_C)^2} = \sqrt{\left(\frac{E}{R}\right)^2 + \left(\frac{E}{X_L} - \frac{E}{X_C}\right)^2}$$

$$= \sqrt{\left(\frac{1}{R}\right)^2 + \left(\frac{1}{\omega L} - \omega C\right)^2} \times E \ [\mathrm{A}] \quad \cdots\cdots\cdots\cdots(5\text{-}72)$$

$$\therefore Z = \frac{E}{I} = \frac{1}{\sqrt{\left(\frac{1}{R}\right)^2 + \left(\frac{1}{\omega L} - \omega C\right)^2}} \ [\Omega] \quad \cdots\cdots\cdots\cdots(5\text{-}73)$$

と表すことができます．**電圧と電流の位相差は誘導性になります．電流が電圧よりφ遅れます．**

$$\varphi = \tan^{-1}\left(\frac{I_L - I_C}{I_R}\right) = \tan^{-1}\frac{\dfrac{E}{\omega L} - \omega C E}{\dfrac{E}{R}}$$

$$= \tan^{-1}\frac{\dfrac{1}{\omega L} - \omega C}{\dfrac{1}{R}} \quad \cdots\cdots\cdots\cdots(5\text{-}74)$$

3) $\dfrac{1}{X_C} = \dfrac{1}{X_L}$ の場合

　誘導リアクタンスと容量リアクタンスが等しい場合，両者間の位相が

並列回路　　109

回路の構成	回路図	インピーダンス[Ω]	電圧と電流の関係	電圧と電流の位相差[rad]
RL 並列	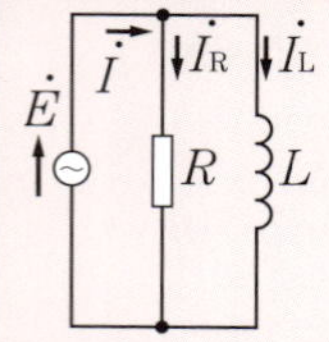	$Z=\dfrac{1}{\sqrt{\left(\frac{1}{R}\right)^2+\left(\frac{1}{\omega L}\right)^2}}$	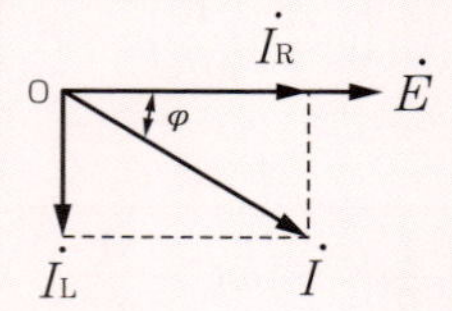	$\varphi=\tan^{-1}\dfrac{I_L}{I_R}$
RC 並列	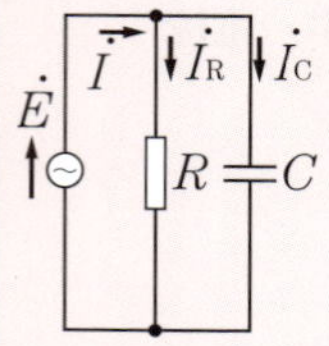	$Z=\dfrac{1}{\sqrt{\left(\frac{1}{R}\right)^2+(\omega C)^2}}$	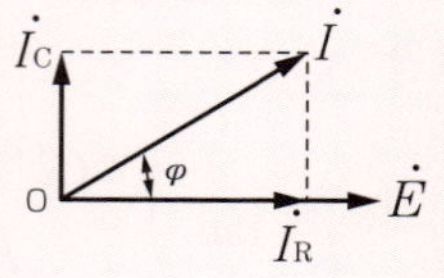	$\varphi=\tan^{-1}\dfrac{I_C}{I_R}$
RLC 並列	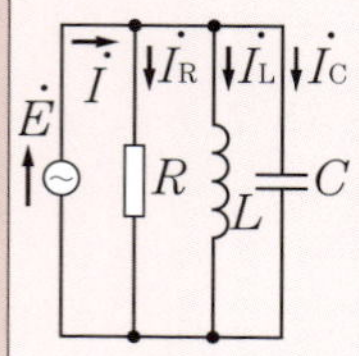	$Z=\dfrac{1}{\sqrt{\left(\frac{1}{R}\right)^2+\left(\frac{1}{\omega L}-\omega C\right)^2}}$	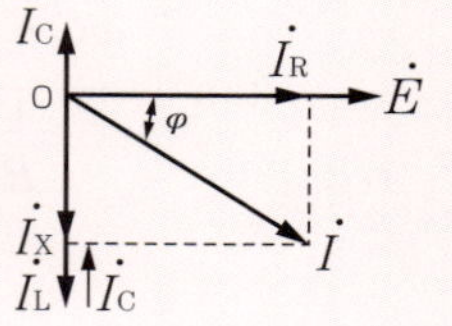	$\varphi=\tan^{-1}\dfrac{I_X}{I_R}$ I_XはI_LとI_Cの差をとる

図5-39　RLC 並列回路の特徴

πずれているので，お互いのリアクタンスを打ち消しあい，抵抗だけの回路となります．電圧を基準にしてベクトル図を描くと図5-38（b₃）のようになり，$|I_L - I_C| = 0$より，

$$I = \frac{E}{R}\ [\mathrm{A}] \quad\cdots\cdots\cdots\cdots\cdots\cdots\cdots\cdots\cdots\cdots\cdots\cdots\cdots\cdots(5\text{-}75)$$

$$Z = R\ [\Omega] \quad\cdots\cdots\cdots\cdots\cdots\cdots\cdots\cdots\cdots\cdots\cdots\cdots\cdots\cdots\cdots(5\text{-}76)$$

となり，**電圧と電流が同相となるので位相差は0となります．**

　R，L，Cによる並列回路の特徴をまとめると図5-39のようになります．

9 ｜ 記号法（交流の複素数表記）

1. ベクトルの極表示と直交表示

　交流では，電圧と電流の位相を視覚的に表現するためベクトル図を使用します．ベクトルによる表現では，前章まで極表示を行ってきましたが，ベクトル図のみでは位相関係が複雑になり対応できない場合があります．そこで，電圧，電流の大きさと位相の変化を式で表現する方法と

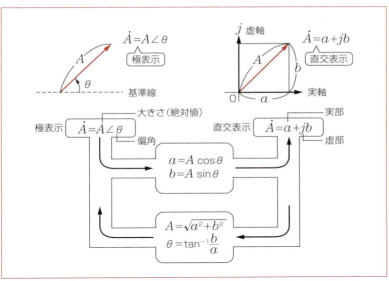

図5-40　ベクトルの極表示と直交表示

して記号法が使用されます．ここでは，記号法を用いる基礎として，ベクトルの極表示と直交表示（横軸を実軸，縦軸を虚軸）との関連についてみていきます．

ベクトルの極表示 $\dot{A} = A \angle \theta$ を直交表示 $\dot{A} = a + jb$ に変換するには，次のように求めることができます（図5-40）．

極表示のベクトル $\dot{A}$ の水平軸（実軸）の大きさ（成分）を a とし，縦軸（虚軸）の成分を b とすると，

$a = A \cos\theta$, $b = A \sin\theta$　となります．これより，

$\dot{A} = A \cos\theta + jA \sin\theta$

と表します．また，直交表示を極表示にするには，

$\dot{A} = |\dot{A}| = \sqrt{a^2 + b^2}$

$\theta = \tan^{-1} \dfrac{b}{a}$

より，

$\dot{A} = \sqrt{a^2 + b^2} \angle \theta = |\dot{A}| \angle \theta = A \angle \theta$

となります．

2. 記号法

電圧・電流の大きさは実効値で示し，位相についてはリアクタンス分により変化するので，リアクタンスの値に位相が90°（$\pi/2$）進んだときに j を掛けます．$\pi/2$ 遅れた場合は $-j$ を掛けます．そして，この j を次のように定義します．

$j \times j = -1$

つまり，リアクタンスの値に位相が $\pi/2$ 変化するごとに j もしくは $-j$

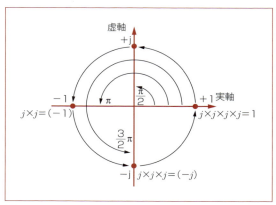

図5-41

を掛けていきます（図5-41）．

このようにすると，抵抗の両端の電圧 $\dot{V}_R$，インダクタの両端の電圧 $\dot{V}_L$，キャパシタの両端の電圧 $\dot{V}_C$ は次のように表せます（電流を基準にするとインダクタの電圧は π/2 進み，キャパシタは π/2 遅れる）．したがって，

$$\dot{V}_R = R \cdot I \angle 0 / R \cdot \dot{I}$$

$$\dot{V}_L = X_L \cdot I \angle + \frac{\pi}{2} = jX_L \cdot \dot{I} = j\omega L \cdot \dot{I}$$

$$\dot{V}_C = X_C \cdot I \angle - \frac{\pi}{2} = -jX_C \cdot \dot{I} = -j\frac{1}{\omega C} \cdot \dot{I} = \frac{1}{j\omega C} \cdot \dot{I}$$

これらより，抵抗，誘導リアクタンス，容量リアクタンスを記号法で表すと次のようになります．

$$R = R \quad (抵抗は電圧，電流の位相を変化させない)$$

$$X_L = \omega L \rightarrow \dot{X}_L = jX_L = j\omega L = j2\pi fL$$

$$X_C = \frac{1}{\omega C} \rightarrow \dot{X}_C = -jX_C = -j\frac{1}{\omega C} = \frac{1}{j\omega C} = \frac{1}{j2\pi fC}$$

したがって，直列回路や並列回路の記号法によるインピーダンス，アドミタンスは次のような表現形式となります．抵抗成分を R，リアクタンス分を X とすると，

直列回路

$$\dot{Z} = R + j \cdot X$$

並列回路

$$\dot{Y} = \frac{1}{\dot{Z}} = \frac{1}{R + j \cdot X}$$

このように，複素数形式でインピーダンスやアドミタンスが表されるので，$\dot{Z}$ を複素インピーダンス，$\dot{Y}$ を複素アドミタンスとよびます．複素インピーダンス，複素アドミタンスの絶対値をとると，それぞれインピーダンス値，アドミタンス値となります．

複素数表記にすると，抵抗は実数成分，リアクタンス分は虚数成分と

して表現されるので，これらの加減乗除は複素数の計算にしたがって行うことになります（計算は章末問題参照）．

3. 記号法による直列回路

1) **RL 直列回路**

電源電圧を$\dot{E}$，電流$\dot{I}$，抵抗の両端の電圧$\dot{V}_{\mathrm{R}}$，インダクタ両端の電圧$\dot{V}_{\mathrm{L}}$とし，電流を基準にした$\dot{E}$，$\dot{V}_{\mathrm{R}}$，$\dot{V}_{\mathrm{L}}$の関係をベクトル図で描くと図5-42（a）のようになります．これより，

$$\dot{V}_{\mathrm{R}} = R\dot{I} \ [\mathrm{V}], \quad \dot{V}_{\mathrm{L}} = jX_{\mathrm{L}} \cdot \dot{I} = j\omega L \cdot \dot{I} \ [\mathrm{V}]$$

$$\dot{E} = \dot{V}_{\mathrm{R}} + \dot{V}_{\mathrm{L}} = R\dot{I} + j\omega L \cdot \dot{I} = (R + j\omega L) \cdot \dot{I} \ [\mathrm{V}]$$

インピーダンスは，

$$\dot{Z} = R + j\omega L$$

と表すことができます．

2) **RC 直列回路**

電源電圧を$\dot{E}$，電流$\dot{I}$，抵抗の両端の電圧$\dot{V}_{\mathrm{R}}$，インダクタ両端の電圧$\dot{V}_{\mathrm{C}}$とし，電流を基準にした$\dot{E}$，$\dot{V}_{\mathrm{R}}$，$\dot{V}_{\mathrm{C}}$の関係をベクトル図で描くと図5-42（c）のようになります．これより，

$$\dot{V}_{\mathrm{R}} = R\dot{I} \ [\mathrm{V}], \quad \dot{V}_{\mathrm{C}} = -jX_{\mathrm{C}} \cdot \dot{I} = -j\frac{1}{\omega C} \cdot \dot{I} \ [\mathrm{V}]$$

$$\dot{E} = \dot{V}_{\mathrm{R}} + \dot{V}_{\mathrm{C}} = R\dot{I} - j\frac{1}{\omega C} \cdot \dot{I} = \left(R - j\frac{1}{\omega C}\right)\dot{I} \ [\mathrm{V}]$$

インピーダンスは，

$$\dot{Z} = R - j\frac{1}{\omega C}$$

と表すことができます．

3) **RLC 直列回路**

電源電圧を$\dot{E}$，電流$\dot{I}$，抵抗の両端の電圧$\dot{V}_{\mathrm{R}}$，インダクタ両端の電圧$\dot{V}_{\mathrm{C}}$とし，電流を基準にした$\dot{E}$，$\dot{V}_{\mathrm{R}}$，$\dot{V}_{\mathrm{C}}$の関係をベクトル図で描くと図5-42（b）のようになります．これより，

$$\dot{V}_{\mathrm{R}} = R\dot{I}\,[\mathrm{V}], \ \dot{V}_{\mathrm{L}} = jX_{\mathrm{L}} \cdot \dot{I} = j\omega L \cdot \dot{I}\,[\mathrm{V}], \ \dot{V}_{\mathrm{C}} = -jX_{\mathrm{C}} \cdot \dot{I} = -j\frac{1}{\omega C} \cdot \dot{I}\,[\mathrm{V}]$$

$$\dot{E} = \dot{V}_{\mathrm{R}} + \dot{V}_{\mathrm{L}} + \dot{V}_{\mathrm{C}}$$

$$= R\dot{I} + j\omega L \cdot \dot{I} - j\frac{1}{\omega C} \cdot \dot{I} = R\dot{I} + j\left(\omega L - \frac{1}{\omega C}\right) \cdot \dot{I}$$

$$= \left\{R + j\left(\omega L - \frac{1}{\omega C}\right)\right\} \cdot \dot{I}$$

ここでインピーダンスは，$\omega L > \dfrac{1}{\omega C}$のとき，

記号法（交流の複素数表記）　　113

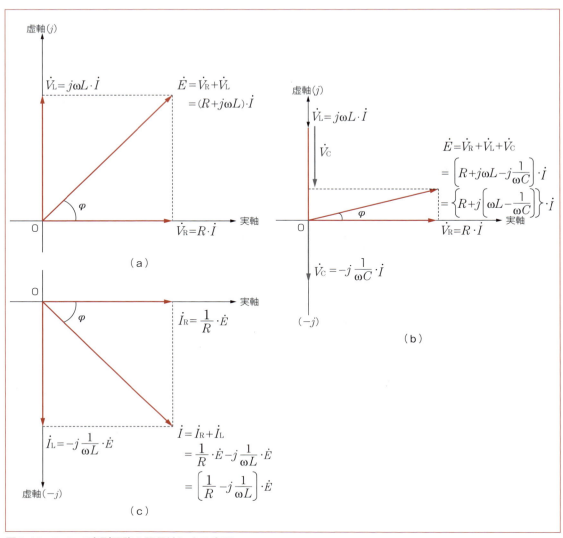

図5-42　R, L, C 直列回路の記号法による表示

$$\dot{Z} = R + j\left(\omega L - \frac{1}{\omega C}\right)$$

となって誘導性を示します．

$\omega L < \dfrac{1}{\omega C}$ のとき，

$$\dot{Z} = R - j\left(\frac{1}{\omega C} - \omega L\right)$$

となって容量性を示します．
　　インピーダンスの絶対値は両者ともに等しい値となります．

$$Z = |\dot{Z}| = \sqrt{R^2 + \left(\omega L - \frac{1}{\omega C}\right)^2}\ [\Omega]$$

4. 記号法による *RLC* 並列回路

1) *RL* 並列回路

電源電圧を $\dot{E}$, 回路の全電流を $\dot{I}$, 抵抗, 自己インダクタンスに流れる電流を $\dot{I}_R$ および $\dot{I}_L$ とし, 電圧を基準にしたベクトル図は図5-43 (b) のようになります.

$$\dot{I}_R = \frac{1}{R}\dot{E}\ [\text{A}], \quad \dot{I}_L = \frac{1}{jX_L}\dot{E} = \frac{1}{j\omega L}\dot{E} = -j\frac{1}{\omega L}\dot{E}$$

したがって, 回路の全電流 $\dot{I}$ は下記のようになります.

$$\dot{I} = \dot{I}_R + \dot{I}_L = \frac{1}{R}\dot{E} - j\frac{1}{\omega L}\dot{E} = \left(\frac{1}{R} - j\frac{1}{\omega L}\right)\dot{E}$$

アドミタンスは,

$$\dot{Y} = \frac{1}{R} - j\frac{1}{\omega L}$$

2) *RC* 並列回路

電源電圧を $\dot{E}$, 回路の全電流を $\dot{I}$, 抵抗, キャパシタに流れる電流を $\dot{I}_R$ および $\dot{I}_C$ とし, 電圧を基準にしたベクトル図は図5-43 (a) のようになります.

$$\dot{I}_R = \frac{1}{R}\dot{E}\ [\text{A}], \quad \dot{I}_C = 1 - \frac{1}{-jX_C}\dot{E} = \frac{1}{-j\dfrac{1}{\omega C}}\dot{E} = j\omega C\dot{E}$$

したがって, 回路の電流 $\dot{I}$ は下記のようになります.

$$\dot{I} = \dot{I}_R + \dot{I}_C = \frac{1}{R}\dot{E} + j\omega C\dot{E} = \left(\frac{1}{R} + j\omega C\right)\dot{E}$$

アドミタンスは,

$$\dot{Y} = \frac{1}{R} + j\omega C$$

と表すことができます.

3) *RLC* 並列回路

電源電圧を $\dot{E}$, 回路の全電流を $\dot{I}$, 抵抗, インダクタ, キャパシタに流れる電流を $\dot{I}_R$, $\dot{I}_L$, $\dot{I}_C$ とし, 電圧を基準にしたベクトル図は図5-43(c) のようになります.

$$\dot{I}_R = \frac{1}{R}\dot{E}\ [\text{A}], \quad \dot{I}_L = -j\frac{1}{\omega L}\dot{E}, \quad \dot{I}_C = j\omega C\dot{E}$$

したがって, 回路の電流 $\dot{I}$ は下記のようになります.

$$\dot{I} = \dot{I}_R + \dot{I}_L + \dot{I}_C = \frac{1}{R}\dot{E} - j\frac{1}{\omega L}\dot{E} + j\omega C\dot{E} = \frac{1}{R}\dot{E} + j\left(\omega C - \frac{1}{\omega L}\right)\dot{E}$$

$$= \left\{\frac{1}{R} + j\left(\omega C - \frac{1}{\omega L}\right)\right\}\dot{E}$$

記号法（交流の複素数表記） 115

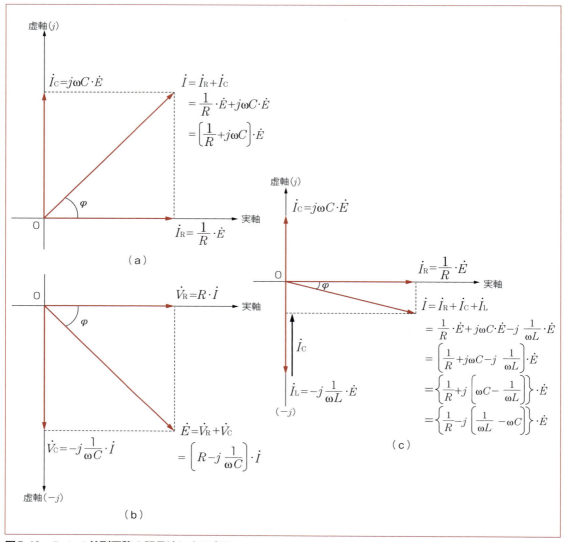

図5-43 *R, L, C* 並列回路の記号法による表示
図は実軸,虚軸の配置を考慮して並べてある.

ここでアドミタンスは,$\omega C > \dfrac{1}{\omega L}$ のとき,

$$\dot{Y} = \frac{1}{R} + j\left(\omega C - \frac{1}{\omega L}\right)$$

となって容量性を示します.
$\omega C < \dfrac{1}{\omega L}$ のとき,

$$\dot{Y} = \frac{1}{R} - j\left(\frac{1}{\omega L} - \omega C\right)$$

となって誘導性を示します.
アドミタンスの絶対値は両者ともに等しい値となります.

$$Y = \sqrt{\left(\frac{1}{R}\right)^2 + \left(\omega C - \frac{1}{\omega L}\right)^2}\ [\mathrm{S}]$$

10 共振

　ラジオやテレビなどでは，特定のチャネル（周波数）を選択するために同調回路（共振回路）があり，多くの周波数のなかから希望する周波数を取り出しています．ここでは，その共振回路の原理を学習します．共振回路は，医療テレメータや電気メスなど多くの医療機器にも使用されています．

1. 直列共振回路（図5-44）

　RLC直列回路では，正弦波交流電源を接続したときの，電圧と電流の関係を学習してきました．回路に流れる全電流，および電圧と電流の位相差は，式（5-47）および式（5-49）より，

$$I = \frac{E}{Z} = \frac{E}{\sqrt{R^2 + \left(\omega L - \frac{1}{\omega C}\right)^2}} \ [\mathrm{A}]$$

$$\varphi = \tan^{-1}\left(\frac{X_\mathrm{L} - X_\mathrm{C}}{R}\right) = \tan^{-1}\frac{\omega L - \frac{1}{\omega C}}{R}$$

と表すことができます．ここで，電源電圧の周波数を変化させると，それに伴い自己インダクタンスとキャパシタンスのリアクタンスが変化し，電流Iの大きさも変わります．この状態を示した曲線を**共振曲線**といいます（図5-45）．

　特に両者のリアクタンスが等しくなった場合（$\omega L = \frac{1}{\omega C}$）には，位相が$\pi$（180°）違っているので，お互いのリアクタンスを打ち消しあって，

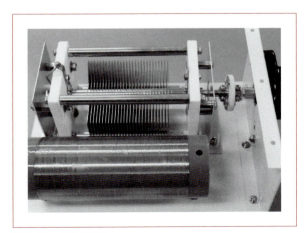

図5-44　共振回路

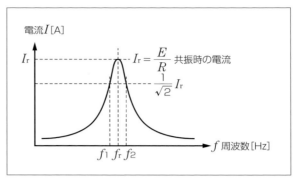

図5-45 *RLC*直列回路の共振曲線

抵抗の値のみで電流の大きさが決まります．そのときの電流をI_r，角周波数をω_rとすると（共振曲線のピーク部分），

$$\omega_r L = \frac{1}{\omega_r C} \quad \text{より，}$$

$$I_r = \frac{E}{\sqrt{R^2}} = \frac{E}{R} \quad \cdots\cdots\cdots\cdots\cdots\cdots\cdots\cdots\cdots\cdots\cdots\cdots\cdots (5\text{-}77)$$

となり，この状態を**直列共振**といいます．このときの周波数（直列共振周波数）f_rを求めると，共振条件$\omega_r L = \frac{1}{\omega_r C}$より，

$$\omega_r^2 LC = 1 \quad \rightarrow \quad (2\pi f_r)^2 LC = 1 \quad \cdots\cdots\cdots\cdots\cdots\cdots (5\text{-}78)$$

したがって，$f_r = \dfrac{1}{2\pi\sqrt{LC}}$ $\cdots\cdots\cdots\cdots\cdots\cdots\cdots\cdots\cdots\cdots\cdots (5\text{-}79)$

このときの共振電流I_rは加えた電圧Eと同相で，両者の電圧は次のようになります．

$$V_L = \omega_r L I_r = \omega_r L \frac{E}{R} \ [\text{V}] \quad \cdots\cdots\cdots\cdots\cdots\cdots\cdots\cdots (5\text{-}80)$$

$$V_C = \frac{1}{\omega_r C} I_r = \frac{1}{\omega_r C} \frac{E}{R} \ [\text{V}] \quad \cdots\cdots\cdots\cdots\cdots\cdots\cdots (5\text{-}81)$$

一方，両者と電源電圧Eとの比をとると，

$$\frac{V_L}{E} = \frac{\omega_r L \dfrac{E}{R}}{E} = \frac{\omega_r L}{R} \quad \cdots\cdots\cdots\cdots\cdots\cdots\cdots\cdots\cdots\cdots (5\text{-}82)$$

$$\frac{V_C}{E} = \frac{\dfrac{E}{\omega_r CR}}{E} = \frac{1}{\omega_r CR} \quad \cdots\cdots\cdots\cdots\cdots\cdots\cdots\cdots\cdots (5\text{-}83)$$

となり，コイルの端子電圧は電源電圧の$\dfrac{\omega_r L}{R}$倍，コンデンサの端子電圧は電源電圧の$\dfrac{1}{\omega_r CR}$倍となることがわかります．これを直列共振回路の**Q**（**quality factor**）といい，

$$Q = \frac{\omega_r L}{R} = \frac{1}{\omega_r CR} = \frac{1}{R}\sqrt{\frac{L}{C}} \quad \cdots\cdots\cdots\cdots\cdots\cdots\cdots (5\text{-}84)$$

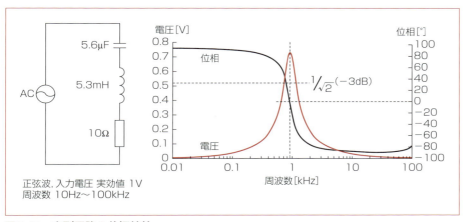

図5-46 直列回路の共振特性
図は入力電圧の周波数を変化させた場合の抵抗10Ωの両端の電圧変化をみたものである。共振時にはインダクタとキャパシタのリアクタンスが等しく位相差はゼロとなり，回路に流れる電流が最大となる（nF：周波数特性分析器FRA5087による測定例）．

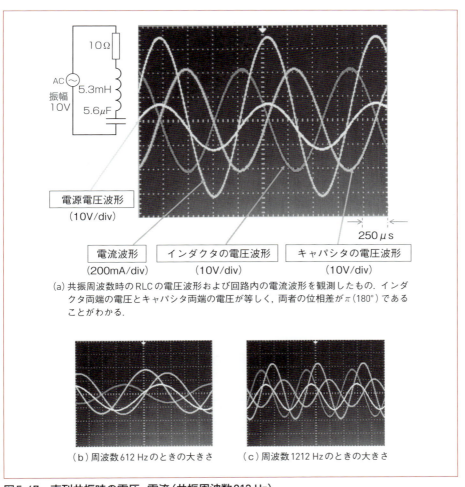

(a) 共振周波数時のRLCの電圧波形および回路内の電流波形を観測したもの．インダクタ両端の電圧とキャパシタ両端の電圧が等しく，両者の位相差がπ(180°)であることがわかる．

(b) 周波数612Hzのときの大きさ　　(c) 周波数1212Hzのときの大きさ

図5-47 直列共振時の電圧，電流（共振周波数912Hz）

と表します．電源電圧をQ倍することから，電圧拡大率ともいいます．

$\omega_r L \gg R$ または $\omega_r C \ll \dfrac{1}{R}$ のとき，Qは非常に大きくなり，大きな電圧が得られることより，直列共振を電圧共振ともいいます．

また，共振曲線（図5-45）において，回路の電流が共振時の電流I_rの$\dfrac{1}{\sqrt{2}}$になる周波数をそれぞれf_1, f_2とすると，$f_2 - f_1$を**周波数帯幅**Bといい，Bの幅が狭いほど共振曲線は鋭くなります．共振周波数f_rとBの比をSとすれば，

$$S = \frac{f_r}{f_2 - f_1} = \frac{f_r}{B} \quad \cdots\cdots\cdots\cdots\cdots\cdots\cdots\cdots\cdots\cdots\cdots (5\text{-}85)$$

と表され，Sを**選択度**（selectivity）といいます．RLC直列共振回路では，$Q = S$が成立します．

$$Q = \frac{f_r}{f_2 - f_1} = \frac{\omega_r L}{R} = \frac{1}{\omega_r CR} = \frac{1}{R}\sqrt{\frac{L}{C}} \quad \cdots\cdots\cdots\cdots (5\text{-}86)$$

例として，図5-46にRLC直列回路の共振特性を示します．また，図5-47（a）～（c）は，共振時およびその前後の周波数における電源電圧，電流，インダクタ両端の電圧，キャパシタ両端の電圧波形を示したものです．

2. 並列共振回路

LC並列回路において，回路に流れる電流は，

$$I = \sqrt{\left(\frac{1}{\omega L} - \omega C\right)^2} \times E \; [\text{A}] \quad \cdots\cdots\cdots\cdots\cdots\cdots\cdots (5\text{-}87)$$

となります．ここで，インダクタとキャパシタのリアクタンスが等しくなると，インダクタを流れる電流とキャパシタを流れる電流の位相差がπ（180度）ですので，お互いの電流は打ち消しあい，回路を流れる電

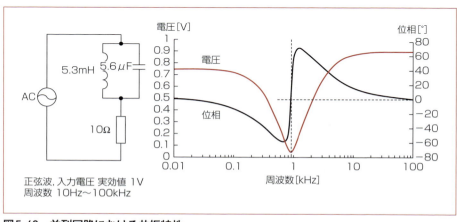

図5-48　並列回路における共振特性

並列回路の共振時には電流が最小となる．図は，入力電圧の周波数を変化させた場合の抵抗10Ωの両端の電圧変化をみたものである（利得が最小となっている部分が電流最小となる）．nF：周波数特性分析器FRA5087による測定例．

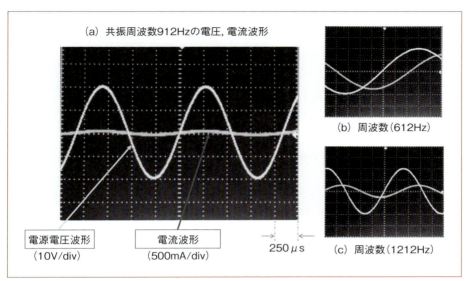

図5-49　LC並列共振時の電圧と電流

流Iはゼロになります（回路のインピーダンスは無限大となる）．この状態をLC回路の**並列共振**といいます．

このときの共振周波数は，直列共振時と同様に，$f_r = \dfrac{1}{2\pi\sqrt{LC}}$となります．

例として，図5-48にLC並列回路の共振特性を示します．また，図5-49は，共振時およびその前後の周波数における電源電圧と回路を流れる電流波形を示しています．

11　交流の電力

種々の機器を電気エネルギーで動かすには電気の力，いわゆる電力が必要です．直流電力についてはすでに学習しました．ここでは，交流の電力について学習しましょう．

1. 交流の電力の表し方

直流回路における電力（P）は$P = I \times E$で表されます（図5-50）．直流回路では，電圧や電流の大きさと方向は時間により変化しないので，積は一定になります．しかし交流回路では，電圧と電流の値が周期的に変化します．したがって，この場合の電圧Vと電流Iの積pも時間とともに変化します．

この交流電圧と交流電流の積pを**瞬時電力**（instantaneous power）

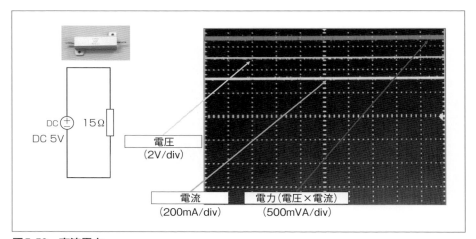

図5-50 直流電力
直流電圧5Vに抵抗15Ωを接続したときの電流，電圧，電力．

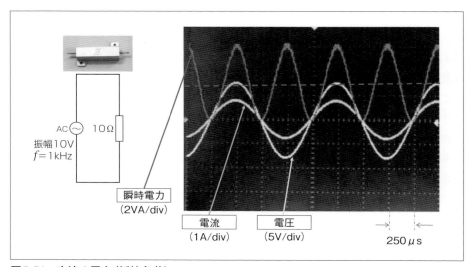

図5-51 交流の電力（抵抗負荷）
抵抗両端の電圧と流れる電流との積の平均値となる．

といいます．また，瞬時電力は1周期ごとに同じ変化を繰り返すので，瞬時電力の1周期の平均的な値を交流電力とすると次のようになります．

$$交流電力 = 瞬時電力の1周期の平均値 \ [W]$$

$$= \frac{1周期に行う仕事量}{1周期} \ [W] \quad \cdots\cdots\cdots\cdots\cdots(5\text{-}88)$$

交流電力の単位は，直流電力と同じワット［W］で表します．

①電圧と電流が同相の場合（図5-51）

交流電源に抵抗Rを接続した場合の電力は，

瞬時電力の最大値 =（電圧の最大値）×（電流の最大値）

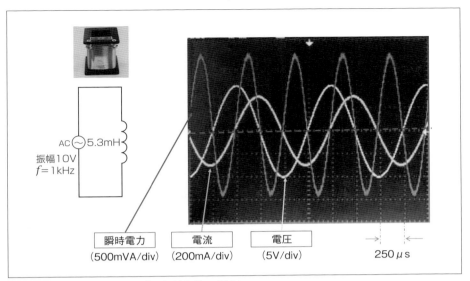

図5-52 交流の電力(インダクタが負荷の場合)
インダクタに流れる電流と両端の電圧は位相が$\pi/2$ずれている．このため，電圧と電流の積の平均値は0となる．電力を消費しない．

$$\sqrt{2}E \times \sqrt{2}I = 2EI \quad \cdots\cdots\cdots\cdots\cdots\cdots\cdots\cdots\cdots(5\text{-}89)$$

となります．したがって，交流電力は瞬時電力の最大値の1/2であるので，

$$P = E \cdot I \text{ [W]}$$
$$= (電圧の実効値) \times (電流の実効値) \quad \cdots\cdots\cdots\cdots(5\text{-}90)$$

となります．抵抗だけの回路は電圧と電流の位相差がないので，直流回路の場合と同様にして求めることができます．

②電圧と電流に位相差がある場合

次に，回路内にインダクタやキャパシタがある場合は，リアクタンスにより電圧と電流の位相差があります．このような場合の電力はどのようになるのでしょうか．

電圧と電流の位相差が$\pi/2$（90°）の場合を考えてみましょう．図5-52は，インダクタのみの回路における交流電圧と電流の関係を観測したものです．インダクタの端子電圧の位相は電流より$\pi/2$進んでおり，電圧と電流の積である瞬時電力は，プラス方向とマイナス方向に値が等しくなっています．したがって，1周期の平均値はゼロとなります．

同様に，図5-53にキャパシタのみの回路における交流電圧と電流の関係を示します．キャパシタの端子電圧の位相は電流より$\pi/2$遅れています．瞬時電力は，プラス方向とマイナス方向に値が等しくなっています．したがって，1周期の平均値はゼロとなります．

このように，インダクタもキャパシタも，単体では電力を消費しないことがわかります．

次に，素子を組み合わせた場合はどうでしょうか．抵抗とインダクタ

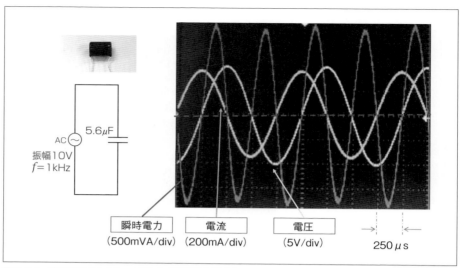

図5-53 交流の電力（キャパシタが負荷の場合）
キャパシタを流れる電流と両端の電圧は位相が$\pi/2$ずれている．このため，電圧と電流の積の平均値は0となる．電力を消費しない．

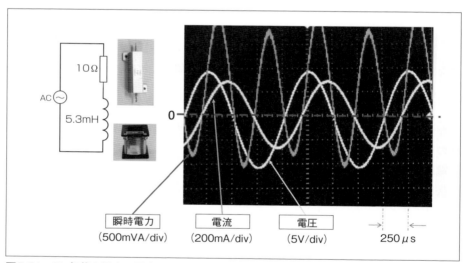

図5-54 RL負荷の場合の電力
RL直列回路における電源電圧，電流，瞬時電力波形．

を直列に接続して交流電圧を加えた場合をみましょう（図5-54）．
　交流では，電圧と電流に位相差（φ）があり，電圧と電流の積の波形はプラス方向とマイナス方向では大きさが異なってきます．このような状態の交流電力（有効電力）は，電圧と電流の位相差を考慮して次のように表します．

$$（交流電力）=（電圧の実効値）\times（電流の実効値）\times（力率） \quad \cdots(5\text{-}91)$$
$$P = E \cdot I\cos\varphi \ [\text{W}] \quad \cdots\cdots\cdots\cdots\cdots\cdots\cdots\cdots\cdots\cdots\cdots\cdots(5\text{-}92)$$

ここで，Eは電圧の実効値，Iは電流の実効値，$\cos\varphi$は電力を有効に

使用する割合という意味で**力率**（power factor）とよばれます.

では，力率はどのような値をとるか計算してみましょう．電圧と電流の位相差が0の場合はcos0 = 1となり，力率は1となります.

$\pi/4$の場合は，$\cos\dfrac{\pi}{4} = \dfrac{1}{\sqrt{2}}$　　力率0.7

$\pi/3$の場合は，$\cos\dfrac{\pi}{3} = \dfrac{1}{2}$　　力率0.5

$\pi/2$の場合は，$\cos\dfrac{\pi}{2} = 0$　　力率0

上記より，力率が1の場合は，電圧と電流に位相差がないので直流電力表示と同様になります．一方，電圧と電流の位相差が$\pi/2$の場合は力率がゼロとなります．したがって，交流電力はゼロとなります．これは，どのような場合でしょうか．電圧と電流の位相差がゼロとなるのは，前述のようにインダクタまたはキャパシタの端子電圧と電流の場合に当てはまります．両者ともに電圧と電流の位相差は$\pi/2$です．これより，インダクタおよびキャパシタに電流が流れても消費する電力はゼロということです（実際は，インダクタにもキャパシタにも抵抗成分がありますのでゼロではありません）.

2.電力の式の関係
（皮相電力，有効電力，無効電力）

交流電力の表示には，有効電力（active power）の他に，皮相電力（apparent power），無効電力（reactive power）の表示があります.

皮相電力は交流機器や交流電源の電源容量を表すのに使用し，量記号はS，単位の名称はボルトアンペア，単位記号は［VA］を使用し，下記のように定義されます.

　　皮相電力＝電圧の実効値×電流の実効値

　　　$S = E \cdot I$ ［VA］ ・・・・・・・・・・・・・・・・・・・・・・・・・・・・・・・・・・・(5-93)

医療機器は，機器本体に使用する電源容量を表示することが義務づけられています．機器の裏面などにこの皮相電力が書かれているので確認してみましょう．ちなみに，医療機器でモータを使用していない機器は，力率が1に近いので，皮相電力と**有効電力**は等しくなります.

次に，電圧と電流に位相差がある場合，電圧と電流の積に$\sin\varphi$を掛けたものを**無効電力**，$\sin\varphi$を**無効率**（reactive factor）といいます．量記号Q，単位の名称バール［var］を用い，次のように表します．インダクタやキャパシタの電力に相当します.

　　無効電力＝電圧の実効値×電流の実効値×無効率

　　$Q = E \cdot I\sin\varphi$ ［var］　E：電圧の実効値　I：電流の実効値

ここで，有効電力，皮相電力，無効電力の関係は図5-55のようになり，3つの電力の関係は，

交流の電力　　125

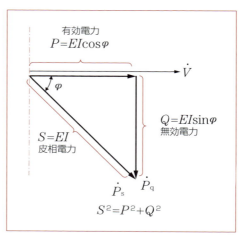

図5-55　有効電力，皮相電力，無効電力の関係

$$P = E \cdot I\cos\varphi \ [\mathrm{W}] \quad \cdots\cdots\cdots\cdots\cdots\cdots\cdots\cdots\cdots\cdots\cdots (5\text{-}94)$$
$$S = E \cdot I \ [\mathrm{VA}] \quad \cdots\cdots\cdots\cdots\cdots\cdots\cdots\cdots\cdots\cdots\cdots (5\text{-}95)$$
$$Q = E \cdot I\sin\varphi \ [\mathrm{var}] \quad \cdots\cdots\cdots\cdots\cdots\cdots\cdots\cdots\cdots\cdots\cdots (5\text{-}96)$$

となります．また，$S^2 = P^2 + Q^2$ より，

$$\text{皮相電力} = \sqrt{(\text{有効電力})^2 + (\text{無効電力})^2} \quad \cdots\cdots\cdots\cdots\cdots (5\text{-}97)$$

と表すことができます．

参考文献

1) 末松国弘監修：基礎電気工学［交流編］．廣済堂出版，2008．
2) 津村栄一，宮崎　登，菊池　諒：電気基礎（上）．東京電機大学出版局，2006．
3) 福田　務，栗原　豊，向坂英夫，星野達哉：電気理論．オーム社，2005．
4) 飯高成男：電気・電子の基礎．オーム社，2004．
5) 熊谷　勉：電気電子の基礎．オーム社，2005．
6) 伊藤健一：ノイズと交流電源のはなし．日刊工業新聞社，2008．
7) 堀川宗之：医・生物学系のための電気・電子回路．コロナ社，2004．
8) 松浦真人：やさしい電気の基礎マスター．電気書院，2008．
9) 大類重範：アナログ電子回路．日本理工出版会，2006．
10) Bernard Grob：Basic Electronics. McGraw-Hill Book Company, 1997.
11) 電気基礎研究会編：演習電気基礎（上）．東京電機大学出版局，2003．

章末問題（解答は174頁）

問題1 $i = 25\sin 314t$ [A] で表される正弦波交流の，①角周波数 ω [rad/s]，②周波数 f [Hz]，③周期 T [s] を求めよ．

問題2 次の式で表される交流電圧について，各値を求めよ．

$$e = 141\sin\left(120\pi t + \frac{\pi}{2}\right)$$

(1) 最大値　　(2) 実効値　　(3) 平均値　　(4) 波高率　　(5) 波形率
(6) 角周波数　(7) 周波数　　(8) 周期　　　(9) 位相

問題3 ある交流電圧の波形の平均値が 10 V，波形率は 1.15，波高率は 1.73 である．この電圧の①実効値，②最大値を求めよ．

問題4 図の回路に流れる電流が $i = 10\sqrt{2}\sin\omega t$ [A] であるとき，電圧 $\dot{E}$ を瞬時式で表せ．

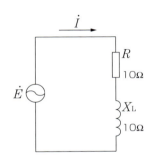

問題5 図の回路に流れる電流が $i = \sqrt{2}\cdot 5\sin\omega t$ [A] であるとき，電圧 $\dot{E}$ を瞬時式で表せ．

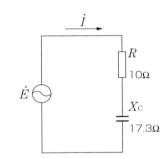

問題6 図の回路で，直流電圧 100 V を加えると 2.5 A の電流が流れ，交流電圧 100 V，50 Hz を加えると 2 A の電流が流れた．抵抗 R とインダクタンス L の値を求めよ．

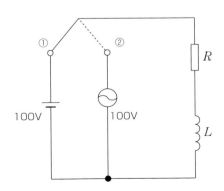

交流の電力

問題7 図の RLC 直列回路に振幅 10 V, 周波数 1 kHz の正弦波交流電圧を加えた. 次の各値を求めよ.
(1) 誘導リアクタンス X_L
(2) 容量リアクタンス X_C
(3) インピーダンス Z
(4) 電流 I
(5) 電圧 V_R
(6) 電圧 V_L
(7) 電圧 V_C
(8) 電流と電圧の位相差 φ
(9) ベクトル図（電流基準）

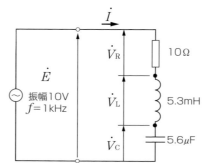

問題8 図の回路に流れる電流およびインピーダンス Z を求め，ベクトル図を描け.

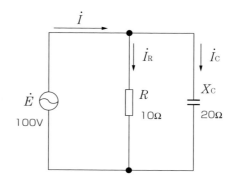

問題9 図の回路で電流 $|\dot{I}|$ を求め，電流と電圧のベクトル図を描け.

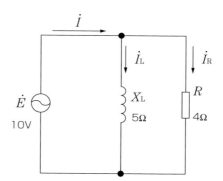

問題10 図の RLC 並列回路に振幅 10 V, 周波数 1 kHz の正弦波交流電圧を加えた. 次の各値を求めよ.
(1) 電流 I_R
(2) 電流 I_L
(3) 電流 I_C
(4) 全電流 I
(5) 電流と電圧の位相差 φ
(6) ベクトル図（電圧基準）

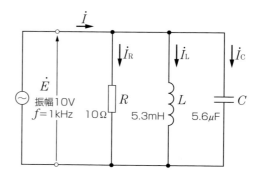

問題11 図の回路に流れる電流 $|\dot{I}|$ を記号法により求めよ．

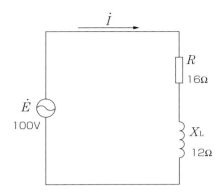

問題12 複素インピーダンス $\dot{Z} = 8 + j6$ [Ω] に $\dot{I} = 3 - j4$ [A] の電流が流れている．複素インピーダンス両端の電圧 $\dot{V}$, $|\dot{V}|$ を求めよ．

問題13 図の RLC 直列回路に交流電圧 100 V を加えたとき，次の値を求めよ．
(1) 回路の複素インピーダンス $\dot{Z}$
(2) 回路に流れる電流 $\dot{I}$
(3) 電圧 $\dot{E}$ と電流 $\dot{I}$ との位相差 ϕ
(4) 抵抗の両端の電圧 $\dot{V}_R$
(5) インダクタンスの両端の電圧 $\dot{V}_L$
(6) キャパシタの両端の電圧 $\dot{V}_C$

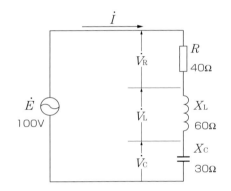

問題14 図の回路で抵抗 R に流れる電流 $\dot{I}_R$，リアクタンス X_L に流れる電流 $\dot{I}_L$，X_C に流れる電流 $\dot{I}_C$ を求めよ．

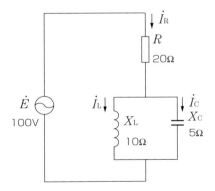

問題15 アドミタンス $\dot{Y} = 0.12 - j0.16$ [S] の回路に交流電圧 $\dot{E} = 100$ V を加えたとき，電流 $|\dot{I}|$ を求めよ．

交流の電力

問題16 図のRLC並列回路のアドミタンス$\dot{Y}$，および電流$\dot{I}, \dot{I}_R, \dot{I}_L, \dot{I}_C$を求めよ．

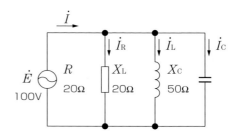

問題17 図のRLC直列共振回路に交流電圧$\dot{E} = 10$ Vを加えたとき，次の各値を求めよ．
(1) 共振周波数f_r
(2) 共振時の電流I_r
(3) せん鋭度Q
(4) 周波数帯B
(5) 抵抗の両端の電圧V_R
(6) インダクタの両端の電圧V_L
(7) キャパシタの両端の電圧V_C

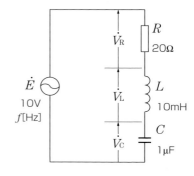

問題18 図の回路における電力計Pの指示値を求めよ．

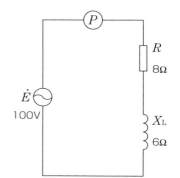

問題19 電源電圧100 Vの正弦波交流電圧に人工呼吸器を接続したところ，3 Aの電流が流れ，電力が270 W消費された．次の各値を求めよ．
(1) 力率
(2) 皮相電力S
(3) 無効電力Q

130　第5章　交流回路

第6章 CR回路

　CR回路の応用例として，フィルタについて学習します．これは，医療機器を構成する電気・電子回路で多く用いられています．とくに生体計測の分野では，入力信号（心電図，脳波や血圧の信号など）において，ある周波数より低い周波数成分を減衰させたり，逆に高い周波数成分を減衰させる，あるいは，特定の周波数のみを取り出したり，減衰させたりする役目があります．フィルタに似たものに減衰器があります．減衰器は，周波数に関係なく一様な減衰を与えるのが目的です．これに対してフィルタは，ある範囲の周波数は減衰させず，その他の周波数には大きな減衰を与える作用をします．フィルタを構成する素子としてキャパシタC，抵抗RとインダクタLがあります．ここではCR回路を使用したフィルタの特性について，CR回路に正弦波信号を加えて周波数を変化させたときの出力変化（周波数応答）と，CR回路に瞬間的に変化する信号（ステップ信号）を加えたときの出力変化（過渡応答）について学習します．

1 ｜ CR回路を用いたフィルタの種類

　CR回路を用いたフィルタには，周波数の通過域と阻止域があり，その境界点の周波数を遮断周波数といいます．フィルタの減衰特性は，遮断周波数を境にゼロから無限大の変化をもたせることはできませんが，この移行状態ができるだけ急な特性であることが望まれます．フィルタをその周波数応答から分類すると，次のようになります．

　①低域通過フィルタ，ローパスフィルタ（LPF：low pass filter）：ある周波数から低い範囲の周波数を通過させ，それより高い周波数は阻止します．

　②高域通過フィルタ，ハイパスフィルタ（HPF：high pass filter）：LPFとは逆に高い周波数を通過させ，低い周波数を阻止します．

　③帯域通過フィルタ，バンドパスフィルタ（BPF：band pass filter）：ある範囲の周波数だけを通過させるもの．LPFとHPFを組み合わせて作ります．

　④帯域除去フィルタ，バンドエリミネーションフィルタ（BEF：

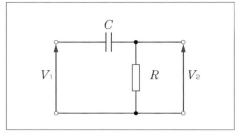

図6-1 ハイパスフィルタ（高域通過フィルタ）

band elimination filter）：ある範囲の周波数を阻止します．

さらに，フィルタは回路の形状により多くの種類に分類されますが，ここでは，心電計や血圧計などの生体計測をする機器にはかならず使用されているハイパスフィルタとローパスフィルタの特性について述べます．

1. ハイパスフィルタ

キャパシタ C と抵抗 R を用いた CR **ハイパスフィルタ**についてみていきましょう（図6-1）．入力に正弦波交流 $\dot{V}_1$ が加えられたときの出力電圧 $\dot{V}_2$ は，次のようになります．

$$\dot{V}_2 = \frac{R}{R - jX_C}\dot{V}_1 = \frac{R}{R + \frac{1}{j\omega C}}\dot{V}_1 \cdots\cdots(6\text{-}1)$$

$$\therefore V_2 = \frac{R}{\sqrt{R^2 + \left(\frac{1}{\omega C}\right)^2}}V_1 = \frac{R}{\sqrt{\frac{(\omega CR)^2 + 1}{(\omega C)^2}}}\dot{V}_1$$

$$= \frac{\omega CR}{\sqrt{1 + (\omega CR)^2}}V_1 \cdots\cdots(6\text{-}2)$$

ここで，$\omega CR \ll 1$，$\omega \ll \frac{1}{CR}$，すなわち $f \ll \frac{1}{2\pi CR}$ のとき出力電圧 V_2 は，

$$V_2 = \omega CR V_1 \cdots\cdots(6\text{-}3)$$

となります．これは，出力電圧 V_2 は周波数に比例して減衰しゼロに近づくことを示し，このときの位相推移は $\pi/2$（+90°）に近づきます．

一方，$\omega CR \gg 1$，$\omega \gg \frac{1}{CR}$，すなわち $f \gg \frac{1}{2\pi CR}$ のとき出力電圧 V_2 は，

$$V_2 = \frac{\omega CR}{\omega CR} \cdot V_1 \cdots\cdots(6\text{-}4)$$

となり，出力電圧 V_2 は入力電圧 V_1 に等しくなり位相推移はゼロになります．

とくに，$\omega CR = 1$ になるときの周波数を f_{CL} とすると，$f_{CL} = \frac{1}{2\pi CR}$ となり，出力電圧 V_2 は $V_2 = \frac{1}{\sqrt{2}}V_1$ となります．このときの周波数を**低域**

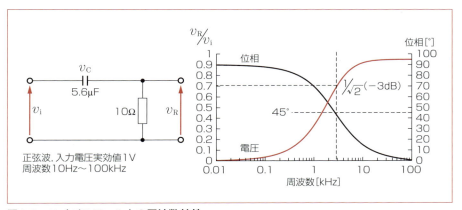

図6-2 ハイパスフィルタの周波数特性
入力電圧V_1(振幅1Vの正弦波)に対する出力電圧V_2の周波数および位相変化.利得が−3dB(0.707)のときの周波数(低域遮断周波数f_{CL})は2.80kHz.nF:周波数特性分析器FRA5087による測定例.

遮断周波数といい,位相推移は$\pi/4$(+45°)となります.図6-2は,一定の入力電圧V_1のもとで周波数の変化とともに出力電圧V_2がどのような変化をするかをグラフにしたもので,これを周波数応答曲線といいます.このCR回路は遮断周波数f_{CL}より高い周波数を通過させるもので,高域通過フィルタまたはハイパスフィルタといいます.

2. ローパスフィルタ

次に,**CRローパスフィルタ**についてみていきましょう(図6-3).

ハイパスフィルタと比べるとCとRが入れ替わっています.同じように入力電圧を$\dot{V}_1$とする出力電圧$\dot{V}_2$は次式で示されます.

$$\dot{V}_2 = \frac{-jX_C}{R - jX_C}\dot{V}_1 = \frac{\dfrac{1}{j\omega C}}{R + \dfrac{1}{j\omega C}}\dot{V}_1 \quad \cdots\cdots(6\text{-}5)$$

$$\therefore V_2 = \frac{\dfrac{1}{\omega C}}{\sqrt{R^2 + \left(\dfrac{1}{\omega C}\right)^2}}V_1 = \frac{\dfrac{1}{\omega C}}{\sqrt{\dfrac{(\omega CR)^2 + 1}{(\omega C)^2}}}V_1$$

$$= \frac{1}{\sqrt{1 + (\omega CR)^2}}V_1 \quad \cdots\cdots(6\text{-}6)$$

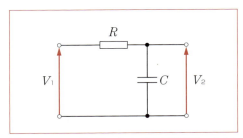

図6-3 ローパスフィルタ(低域通過フィルタ)

CR回路を用いたフィルタの種類

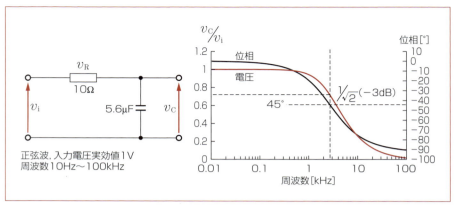

図6-4 ローパスフィルタの周波数特性
入力電圧V_1（振幅1Vの正弦波）に対する出力電圧V_2の周波数および位相変化．利得が－3 dB (0.707) のときの周波数（高域遮断周波数）は2.80 kHz．周波数特性分析器（FRA5087：エヌエフ回路設計ブロック）による測定例．

ここで，$\omega CR \ll 1$，$\omega \ll \dfrac{1}{CR}$，すなわち$f \ll \dfrac{1}{2\pi CR}$のとき，出力電圧V_2は入力電圧V_1と等しくなり，位相推移はゼロとなります．

また，$\omega CR \gg 1$，$\omega \gg \dfrac{1}{CR}$，すなわち$f \gg \dfrac{1}{2\pi CR}$のとき，出力電圧V_2は，

$$V_2 = \dfrac{1}{\omega CR} V_1 \quad \cdots\cdots\cdots\cdots\cdots\cdots\cdots\cdots\cdots\cdots\cdots\cdots\cdots (6\text{-}7)$$

となり，周波数に反比例して減衰しゼロに近づきます．このとき，位相推移は$-\pi/2$（－90°）に近づきます．

とくに，$\omega CR = 1$になるときの周波数をf_{CH}とすると，$f_{\mathrm{CH}} = \dfrac{1}{2\pi CR}$となり，このときの出力電圧$V_2$は，$V_2 = \dfrac{1}{\sqrt{2}} V_1$となります．このときの周波数$f_{\mathrm{CH}}$を高域遮断周波数といい，位相推移は$-\pi/4$（－45°）となります．ローパスフィルタの周波数応答曲線を図6-4に示します．

2 過渡現象

　ハイパスフィルタ，ローパスフィルタに周波数を連続的に変化させながら正弦波信号電圧を加えたときの出力電圧の変化（周波数応答）をみてきました．次に，CR回路に瞬間的に変化する電圧を加えたときの出力の変化についてみてみましょう．

　電気・電子回路（エネルギー蓄積素子（CやL）を含む回路）において，キャパシタやインダクタは，それらに流れる電流や加えられた電圧

に相当する電気エネルギー（静電エネルギー $W=\frac{1}{2}CV^2$, 磁気エネルギー $W=\frac{1}{2}Li^2$）を蓄える性質をもっています（医用電気工学2, 第6章キャパシタ（コンデンサ）85～87頁参照）．

したがって，これらを含む回路では，スイッチをON，OFFし，電流や電圧が急激に変化すると，キャパシタやインダクタに蓄えられているエネルギーが増減し，不安定な状態（**過渡状態**：transient state）を経て安定した状態（**定常状態**：steady state）になるまでの時間（過渡期間）が必要となります．この過渡期間に起こる現象を**過渡現象**（transient phenomena）といいます．第5章の交流回路で学習したキャパシタやインダクタの性質は，定常状態での場合です．ここでは，定常状態に達するまでの過渡状態を中心に学習します．

1. CR直列回路の充電現象

過渡現象の代表例として，抵抗RとキャパシタCを直列に接続し，これに電圧を加えた（充電）瞬間からの変化および一定電圧に充電された状態より放電させた状態についてみましょう．

CR直列回路（図6-5（a））において，スイッチをOFF（①）からON（②）に切り替えた瞬間からの抵抗に加わる電圧v_R，キャパシタCに加わる電圧v_Cおよび電流iの変化を示します（図6-5（b））．

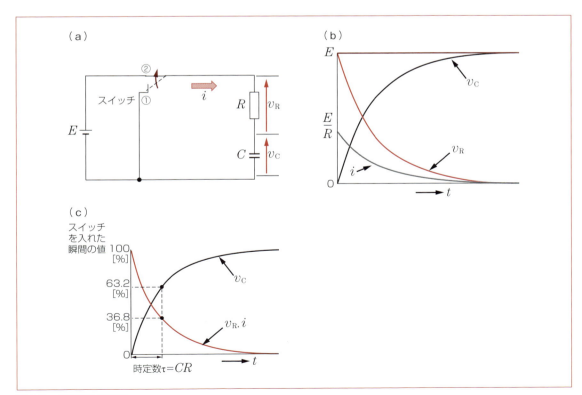

図6-5　*CR*回路の充電

ここで，電流の定義は単位時間あたりの電荷の移動であることより，次のことがいえます．スイッチONの直後に電源電圧からの電圧が抵抗R，およびキャパシタCに加わり，抵抗Rを通して電荷が移動（電流が流れる），キャパシタCに電荷が充電されます．やがて，時間の経過とともにキャパシタCに充電される電荷が減少していき，キャパシタCの電圧が電源電圧と等しくなったとき（これを「十分時間が経過したとき」と表現する），電流は流れなくなります．

これを次の3つの状態で考えます．

①スイッチがONとなった瞬間

抵抗Rには起電力Eが加わり，抵抗には電荷が移動します（電流が流れる）が，キャパシタCには電荷が移動していないのでキャパシタは充電されていません．

$$v_R = E$$
$$v_C = 0$$
$$i = \frac{E}{R}$$

②時間が十分経過したとき

十分な時間の経過では，キャパシタCに起電力から電荷の移動が終了し，電荷の移動（電流が流れる）がなくなります．したがって，抵抗Rに電圧は発生しません．

$$v_R = 0$$
$$v_C = E$$
$$i = 0$$

③スイッチONから変化する状態

v_R，v_C，iの変化は次のような式で表されます（この式の導き方はTipsを参照）．

$$v_R = E \cdot e^{-\frac{1}{CR}t} \quad [\text{V}]$$

$v_R + v_C = E$より

$$v_C = E - v_R = E - E \cdot e^{-\frac{1}{CR}t} = E\ (1 - e^{-\frac{1}{CR}t})$$

$$i = \frac{v_R}{R} = \frac{E}{R} \cdot e^{-\frac{1}{CR}t} \quad [\text{A}]$$

過渡現象を考えるとき，変化の目安として，変化の始まりから定常状態に落ち着くまでにかかる時間はどれくらいかという情報が必要になってきます．スイッチをONにしたとき，その直後から電源電圧とほぼ等しい電圧に落ち着くまでに要する時間は，回路のキャパシタの静電容量Cと抵抗Rに関係します．これは，抵抗Rが大きければ電源電圧から一度に移動する電荷が少ないので充電完了時間は長くなり，静電容量Cが大きければ極板が電荷で満たされるまでより多くの電荷が必要となるので充電完了時間は長くなります．つまり，充電が完了するまでの時間は，抵抗と静電容量の積に比例することになります．このように，CR直列

回路における静電容量Cと抵抗Rの積（$\tau = C \cdot R$）を**時定数**（time constant）とよび，量記号をτ（タウ），単位に秒［s］を用います（C［F］とR［Ω］の積が秒［s］である理由はTipsを参照）．

 過渡現象の式の求め方

図6-5（a）のCR直列回路で時間$t = 0$において，直流起電力E［V］を加えた場合にt秒後に回路に流れる電流がi［A］とすれば，キルヒホッフの法則により，次の微分方程式が成り立つ．

静電容量Cのキャパシタへ電圧を印加した場合の電荷q（瞬時値表示）および電流の関係より，

$$q = C v_c, \quad i = \frac{dq}{dt}$$

したがって，

$$v_R + v_c = E$$

$$Ri + \frac{1}{C}q = E$$

$$R\frac{dq}{dt} + \frac{1}{C}q = E$$

この微分方程式は定数系線系微分方程式であるから，その一般解は左辺＝0としたときの一般解（過渡解）q_tと，左辺＝Eとしたときの特解（定常解）q_sとの和になる．左辺＝0としたときの解q_tは次のようになる．

$$R\frac{dq_t}{dt} + \frac{1}{C}q_t = 0$$

この式は変数分離により次式となる．

$$\frac{1}{q_t}dq_t = -\frac{1}{CR}dt$$

これを辺々積分すると

$$\int \frac{1}{q_t}dq_t = -\int \frac{1}{CR}dt$$

$$\log q_t = -\frac{1}{CR}t + \alpha$$

ここでαは積分定数である．この式を書き直すと

$$q_t = e^{-\frac{1}{CR}t - \alpha}$$
$$= e^{-\frac{1}{CR}t} \cdot e^{\alpha}$$

ここで$A = e^{\alpha}$とおくと

$$q_t = A \cdot e^{-\frac{1}{CR}t}$$

一方，定常解q_sは時間が十分経過した状態であるので，

$$q_s = Cv_c$$
$$= CE$$

したがって一般解は，

$$q = q_t + q_s$$
$$= CE + A \cdot e^{-\frac{1}{CR}t}$$

ここで積分定数Aを求める．$t = 0$で電圧を印加して，そのとき$q = 0$であるとすれば，

上式より$A = -CE$となる．したがって，

$$q = CE - CE \cdot e^{-\frac{1}{CR}t}$$
$$= CE(1 - e^{-\frac{1}{CR}t})$$

電流iを求めるには，上式をtで微分すればよい．

$$i = \frac{dq}{dt}$$
$$= 0 - (-CE\frac{1}{CR} \cdot e^{-\frac{1}{CR}t})$$
$$= \frac{E}{R} \cdot e^{-\frac{1}{CR}t}$$

したがって

$$v_R = Ri$$
$$= R \cdot \frac{E}{R} \cdot e^{-\frac{1}{CR}t}$$
$$= E \cdot e^{-\frac{1}{CR}t}$$

$$v_c = \frac{1}{C}q$$
$$= E(1 - e^{-\frac{1}{CR}t})$$

また，

$$i = \frac{E}{R} \cdot e^{-\frac{1}{CR}t}$$

より$t = 0$では$i = \frac{E}{R} \cdot e^{-0} \rightarrow i = \frac{E}{R}$

$t = \infty$では$i = \frac{E}{R} \cdot e^{-\infty} \rightarrow i = 0$

となることがわかる．

過渡現象

ここで，$\tau = CR$ を代入すると

$$v_R = E \cdot e^{-\frac{1}{CR}CR} = E \cdot e^{-1} = E \cdot \frac{1}{2.718\cdots} \fallingdotseq 0.368 \cdot E$$

$$v_C = E - v_R = E(1 - e^{-1}) \fallingdotseq 0.632 \cdot E \quad [\text{V}]$$

$$i = \frac{E}{R} \cdot e^{-1} \fallingdotseq 0.368 \frac{E}{R} \quad [\text{A}]$$

すなわち，スイッチONの直後（$t = 0$）からの抵抗Rの電圧v_Rと電流iの値はスイッチONの瞬間の値の36.8%となっています．いいかえると，スイッチONの瞬間からτ秒後の減少分は63.2%です．一方，キャパシタCに充電される電圧v_Cは電源電圧の63.2%になっています（図6-5（c））．

CR直列回路において，印加する電源電圧値が大きくなれば，キャパシタにより多くの電荷を充電させなければならなくなり，電圧値が63.2%までに達する所要時間は長くなりそうな気がします．しかし，この場合は，電流値も大きくなり充電は速く進むので，結局，63.2%までに達する所要時間は電源電圧値とは無関係に$\tau = CR$ [s] となります．一方，回路に流れる充電電流の過渡現象について考えてみると，抵抗Rが大きいほど電流は流れにくくなり，静電容量Cが大きいほど多くの電荷の移動が必要となります．いずれにせよ，時定数$\tau = CR$ [s] が大きいほど現象の時間的変化は緩やかになります．

なお，一般的に過渡期間が時定数の5倍（$t = 5\tau = 5CR$ [s]）後には，最終的な安定状態の99.3%となるためほぼ定常状態に達したと考えてさしつかえありません．スイッチONした瞬間（$t = 0$）からt秒後の各値（v_R, v_C, i）を表6-1に示します．

実際のCR回路において，過渡現象（充電時）を測定した例を図6-6に示します（ゆっくりとした変化を観測するために時定数を大きくしてあります．抵抗の値が小さいのは電流の変化を大きくするためです）．

時定数の単位

電流は単位時間あたりの電荷の移動割合

$$I \; [\text{A}] = \frac{Q \; [\text{C}]}{t \; [\text{s}]}$$

キャパシタに貯まる電荷と電圧の関連

$$Q \; [\text{C}] = C \; [\text{F}] \cdot E \; [\text{V}]$$

オームの法則

$$E \; [\text{V}] = I \; [\text{A}] \cdot R \; [\Omega]$$

時定数τを求めると

$$\tau = C \; [\text{F}] \cdot R \; [\Omega]$$

$$= \frac{Q \; [\text{C}]}{E \; [\text{V}]} \times \frac{E \; [\text{V}]}{I \; [\text{A}]}$$

$$= \frac{Q \; [\text{C}]}{I \; [\text{A}]}$$

$$= \frac{Q \; [\text{C}]}{\frac{Q \; [\text{C}]}{t \; [\text{s}]}}$$

$$= t \; [\text{s}]$$

表6-1 時定数変化に対する i, V_R, V_C の値

t	i $i=\dfrac{E}{R}\cdot e^{-\frac{1}{\tau}t}$	v_R $v_R=E\cdot e^{-\frac{1}{\tau}t}$	v_C $v_C=E\left(1-e^{-\frac{1}{\tau}t}\right)$
τ	36.79%	36.79%	63.21%
2τ	13.53%	13.53%	86.47%
3τ	4.98%	4.98%	95.02%
4τ	1.83%	1.83%	98.17%
5τ	0.67%	0.67%	99.33%
6τ	0.25%	0.25%	99.75%
7τ	0.09%	0.09%	99.91%
8τ	0.03%	0.03%	99.97%
9τ	0.01%	0.01%	99.99%
10τ	0.00%	0.00%	100.00%

＊計算値は小数点第5位で四捨五入

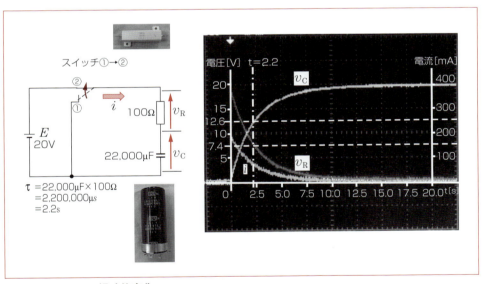

図6-6 i, V_R, V_C の経時的変化

2. CR直列回路の放電現象

次に，CR直列回路において，キャパシタに充電された状態からの抵抗を通しての放電状態をみることにします．回路（図6-7（a））のスイッチを②の状態にして十分時間が経過したのちに①にすると，キャパシタCに充電されていた電荷が抵抗Rを通して移動します（放電電流）．この状態は図6-7（b）のように表され，v_R, v_C, i の変化は次のような式となります．

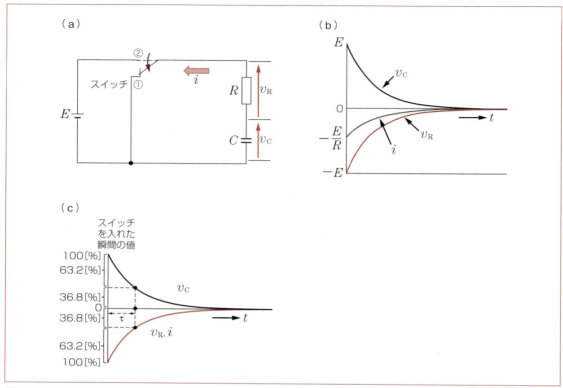

図6-7 CR回路の放電

$$v_R + v_C = 0 \text{ より}$$
$$v_R = -v_C$$
$$v_C = E \cdot e^{-\frac{1}{CR}t} \quad [V]$$
$$v_R = -v_C = -E \cdot e^{-\frac{1}{CR}t} \quad [V]$$
$$i = -\frac{v_R}{R} = -\frac{E}{R} \cdot e^{-\frac{1}{CR}t} \quad [A]$$

　放電の場合も，充電の場合と同様にスイッチを①に切り替えた瞬間から時定数 $\tau = CR$ [s] 後の v_C, v_R, i の変化（減少分）は，やはりスイッチを切り替えた瞬間の値の63.2%になります（図6-7（c））．

　実際の回路において過渡現象（放電時）を測定した例を図6-8に示します．

3. CR直列回路と方形波パルス

　スイッチをON・OFFした状態は単発の方形波パルスを加えたことになります．次に，連続した方形波パルスを加えて現象をみてみましょう．ここで，パルス幅を t_W [s]，繰り返し周期を T [s] とする方形波パルスを入力します．抵抗 R の電圧 v_R，キャパシタ C の電圧 v_C の波形は図6-9のようになります．ここで，パルス幅 t_W に対して時定数 τ を非常に小さくした場合と大きくした場合についてみます．

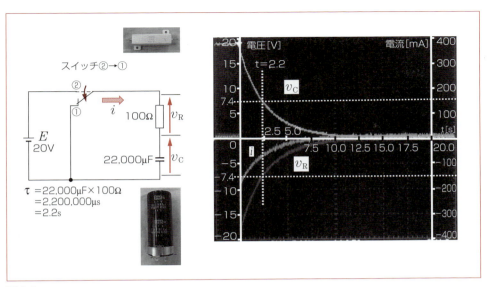

図6-8

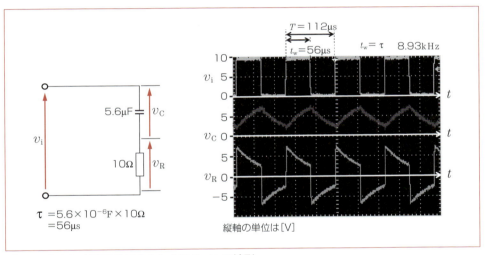

図6-9　入力に方形波を加えたときのV_C, V_Rの波形

① $t_W \gg \tau$ の場合（微分回路）

パルス幅t_Wに対して時定数τを非常に小さく（t_Wの1/5以下）すると，抵抗の電圧v_Rは，図6-10のような波形となります．すなわち，v_Rは入力パルス波形v_iの振幅が変化したとき（波形の立ち上がりと立ち下がり）だけ電圧が発生しています．この現象は，入力電圧v_iの変化率を表しているので，このような回路を微分回路とよびます．

② $t_W \ll \tau$ の場合（積分回路）

次に，パルス幅t_Wに対して時定数$\tau = CR$［s］を非常に大きく（t_Wの5倍以上）すると，キャパシタCの電圧v_Cはパルス幅に比例しほぼ直線

過渡現象　141

微分回路の説明

$q = Cv_C$ より

$$v_i = Ri + \frac{1}{C}q$$
$$= \frac{1}{C}(CRi + q)$$

ここで，時定数 $\tau = CR$ が十分小さい場合は $v_i \approx \frac{q}{C}$ が成り立ちます．

$q = Cv_i$

したがって，抵抗の両端の電圧 v_R は

$$v_R = Ri$$
$$= R\frac{dq}{dt}$$
$$= RC\frac{dv_i}{dt}$$

となり，入力電圧 v_i を微分したことになります．

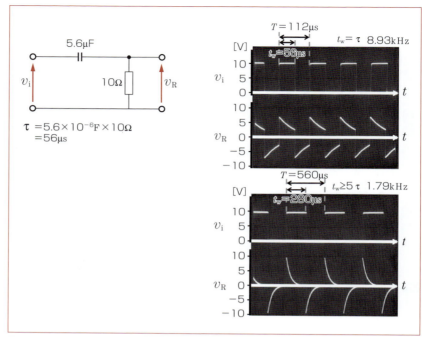

図6-10 方形波のパルス幅に対して時定数が十分小さいとき（微分回路）

積分回路の説明

$$v_i = Ri + \frac{1}{C}q$$
$$= R\left(i + \frac{1}{RC}q\right)$$

ここで，時定数 $\tau = CR$ が十分大きい場合は $v_i \approx Ri$ が成り立ち，$i = \frac{v_i}{R}$ と表すことができます．

したがってキャパシタンスの電圧 v_C は

$$v_C = \frac{q}{C}$$
$$= \frac{1}{C}\int i\,dt$$
$$= \frac{1}{CR}\int v_i\,dt$$

となり，入力電圧 v_i を積分した形となります．

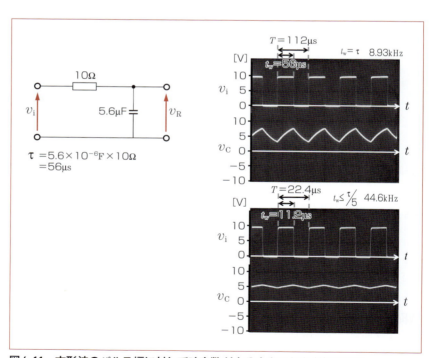

図6-11 方形波のパルス幅に対して時定数が十分大きいとき（積分回路）

的に変化します（**図6-11**）．これは，入力電圧 v_i の時間的な積分値に比例することを表しており，このような回路を積分回路とよびます．

したがって，CR回路の出力波形から，微分回路は入力電圧の変化の急峻な部分（高周波成分）を通し，積分回路は入力電圧の変化の少ない部分（低周波成分）を通すことがわかります．このことから，微分回路は高域濾波器（ハイパスフィルタ，高域通過フィルタ），積分回路は低域濾波器（ローパスフィルタ，低域通過フィルタ）に利用されます．

CR直列回路におけるフィルタでは，入力の正弦波応答としての特性をみる場合は遮断周波数（f_C）で表し，過渡応答では時定数で表しています．

両者の関係は，

$$f_C = \frac{1}{2\pi CR} = \frac{1}{2\pi\tau} \ [\mathrm{Hz}]$$

です．

4. 医療機器での **CR** 直列回路

医療機器でのハイパスフィルタの利用は，心電計や脳波計などの電極部で生じる分極電圧（直流）や，その変動で起こるドリフト（低周波の変動）を除去する目的で用いられます．すなわち，直流成分を遮断して交流成分のみを増幅します．このときの低域遮断周波数（$f_{CL} = \frac{1}{2\pi CR}$）は，心電計ではJIS規格により0.05 Hzです．この遮断周波数を時定数で表すと，

$$\tau = C \cdot R$$

$$= \frac{1}{2\pi f_{CL}}$$

$$= \frac{1}{2 \times 3.14 \times 0.05}$$

$$\fallingdotseq 3.2 秒$$

となります．

実習に使用している心電計の周波数特性を測定し，周波数応答と過渡応答の関連を示します（**図6-12**）．時定数を変えた場合の心電図変化の測定例を**図6-13**，**6-14**に示します．

LR回路の過渡現象

LR直列回路の場合も，インダクタの作用によって電流の急激な変化が妨げられ過渡現象が起きます．図aの回路でスイッチ①から②へ切り替えた瞬間からの電流 i，抵抗の電圧 v_R，インダクタの電圧 v_L は図bのようになり，次の式で表されます．

$v_R + v_L = E$

$Ri + L\dfrac{di}{dt} = E$

これを解くと下記の式が得られます．

$i = \dfrac{E}{R} \cdot (1 - e^{-\frac{R}{L}t})$

$v_R = E \cdot (1 - e^{-\frac{R}{L}t})$

$v_L = E - v_R$
$\quad = E - E \cdot (1 - e^{-\frac{R}{L}t})$
$\quad = E \cdot e^{-\frac{R}{L}t}$ [V]

上式に $t = \dfrac{L}{R}$ を代入すると

$i \fallingdotseq 0.632 \dfrac{E}{R}$

$v_R \fallingdotseq 0.632E$

$v_L \fallingdotseq 0.368E$

次に，スイッチを②に入れ，十分時間が経過してからスイッチ①に入れると次のようになります（図c, d）．

$v_R + v_L = 0$

$Ri + L\dfrac{di}{dt} = 0$

$i = \dfrac{E}{R} \cdot e^{-\frac{R}{L}t}$ [A]

$v_R = Ri$
$\quad = E \cdot e^{-\frac{R}{L}t}$ [V]

$v_R + v_L = 0$ より

$v_L = -v_R$
$\quad = -E \cdot e^{-\frac{R}{L}t}$ [V]

上式に $t = \dfrac{L}{R}$ を代入すると

$i \fallingdotseq 0.368 \dfrac{E}{R}$

$v_R \fallingdotseq 0.368E$

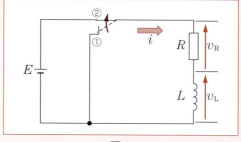

図a

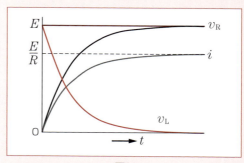

図b

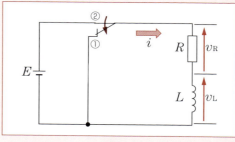

図c

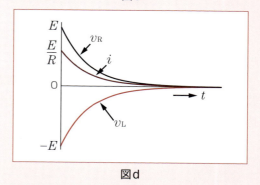

図d

$v_L \fallingdotseq 0.632E$

LR回路の時定数は $\tau = \dfrac{L}{R}$ [s] で表されます．

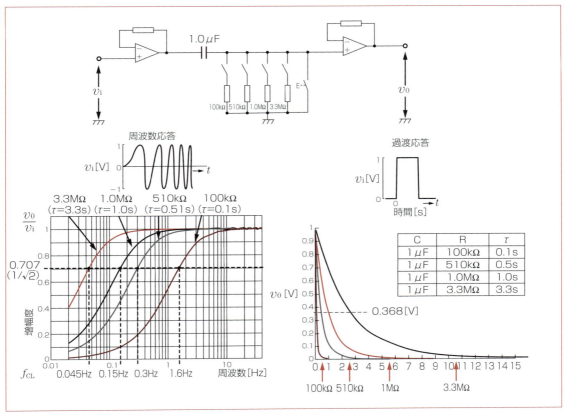

図6-12　周波数応答と過渡応答

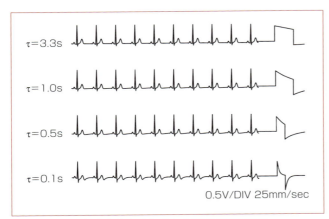

図6-13　時定数を変化させた時の心電図（第Ⅱ誘導）

過渡現象　145

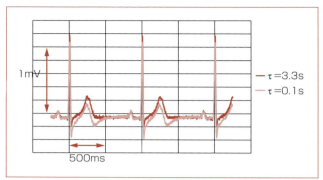

図6-14 時定数が3.3sと0.1sの心電図波形の相違

章末問題（解答は179頁）

問題1 図の回路について答えよ．
(1) 時定数 τ を求めよ．
(2) 低域遮断周波数 f_{CL} を求めよ．
(3) 入力 (v_i) に1Vのステップ電圧を加えた瞬間から時定数経過したときの出力電圧 (v_o) を求めよ．
(4) 入力 (v_i) に $1V_{P-P}$ の正弦波を加え周波数を変化させたとき，低域遮断周波数における出力電圧 (v_o) を求めよ．
(5) この回路が微分回路となる条件は何か．

問題2 図の回路について答えよ．
(1) スイッチを①に入れ，十分な時間が経過した後に②に入れた．スイッチを②に入れた瞬間に流れる電流 i_R，電圧 v_R，v_C を求めよ．
(2) 時定数 τ を求めよ．
(3) スイッチを②に入れた瞬間から時定数 τ 後の電圧 v_R，v_C を求めよ．

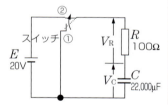

付　録　1　電気に必要な数学の基礎

A 指数と対数

　紙面上だけでなく現実の物理量を扱う時には，数値はかなり小さい場合もあれば大きな場合もあります．またその数値の精密さを表すために，〇.〇×$10^○$のような表記方法がよく使われます．現実の数値を扱う場合には，このような表記での数値の扱い，また分数や根号も含んだ統一的な扱いに慣れておく必要があります．

A-1 指数法則と指数の一般化

> **指数法則**
>
> 適当なa，自然数n，mに対して，
> $$a^n \times a^m = a^{n+m} \quad\cdots\cdots\cdots\cdots\cdots\cdots\cdots\cdots\cdots\cdots\text{(A-1)}$$
> $$(a^n)^m = a^{nm} \quad\cdots\cdots\cdots\cdots\cdots\cdots\cdots\cdots\cdots\cdots\cdots\text{(A-2)}$$
> がいえる．

　式（A-1），（A-2）が表していることは次のようなことです．

$$a^n \times a^m = \underbrace{(a \times a \times \cdots \times a)}_{n\text{個}} \times \underbrace{(a \times \cdots \times a)}_{m\text{個}}$$

$$= \underbrace{a \times a \times \cdots \times a \times a \times \cdots \times a}_{n+m\text{個}}$$

$$= a^{n+m}$$

$$(a^n)^m = \underbrace{(a \times a \times \cdots \times a)}_{n\text{個}}{}^m$$

$$= \underbrace{(\quad〃\quad)(\quad〃\quad)\cdots(\quad〃\quad)}_{m\text{個}}$$

$$= \underbrace{a \times a \times \cdots\cdots\cdots\cdots \times a}_{n \times m\text{個}}$$

$$= a^{nm}$$

　このように「$10 \times 10 = 100$を10^2，$10 \times 10 \times 10 = 1000$を$10^3$，と書く」約束が指数（累乗）の入り口でした．しかし「同じ数を何回かかける」という定義はあくまで入り口であって，これに固執しては$10^{\frac{1}{2}}$や10^{-1}という表記に対応できません．

　正体不明の数10^0，10^{-1}，$10^{\frac{1}{2}}$などにも式（A-1）が使えるとして話を進めてみましょう．

$$10^1 \times 10^0 = 10^{1+0} = 10^1$$

これを$10^1 \times 1 = 10^1$と比べると，$10^0 = 1$でなければなりません（**10^0は0ではないので注意**）．

付録：電気に必要な数学の基礎　　147

$$10^1 \times 10^{-1} = 10^{1-1} = 10^0 = 1$$

これを $10 \times 1/10 = 1$ と比べると，$10^{-1} = 1/10$ でなければなりません（**10^{-1}は－10ではないので注意**）.

$$10^{\frac{1}{2}} \times 10^{\frac{1}{2}} = 10^{\frac{1}{2}+\frac{1}{2}} = 10^1 = 10$$

これを $\sqrt{10} \times \sqrt{10} = 10$ と比べると，$10^{\frac{1}{2}} = \sqrt{10}$ でなければなりません.

自然数以外で乗じた場合

適当な a，自然数 n，m に対し，

$$a^0 = 1 \quad \cdots\cdots\cdots\cdots\cdots\cdots\cdots\cdots\cdots\cdots\cdots \text{(A-3)}$$

$$a^{-n} = \frac{1}{a^n} \quad \cdots\cdots\cdots\cdots\cdots\cdots\cdots\cdots\cdots \text{(A-4)}$$

$$a^{\frac{1}{n}} = \sqrt[n]{a} \quad \cdots\cdots\cdots\cdots\cdots\cdots\cdots\cdots\cdots \text{(A-5)}$$

がいえる．また

$$a^{\frac{m}{n}} = (\sqrt[n]{a})^m = \sqrt[n]{a^m} \quad \cdots\cdots\cdots\cdots\cdots\cdots \text{(A-6)}$$

もいえる.

また，実際の計算では「**分母に負数乗がある場合，分子にもっていけば正数乗になる**」ことも非常によく用いられます.

分母に負の乗数がある場合

$$\frac{a^m}{a^{-n}} = \frac{a^m \times a^n}{a^{-n} \times a^n} = \frac{a^{m+n}}{a^0} = \frac{a^{m+n}}{1} = a^{m+n} \quad \cdots\cdots\cdots \text{(A-7)}$$

実際の計算では次のような例がよく出てきます[注1].

$$\frac{3.0 \times 10^3}{1.0 \times 10^3 \times \sqrt{4.0 \times 10^{-8}}} = \frac{3.0 \times 10^3}{1.0 \times 10^3 \times (2.0 \times 10^{-4})}$$

$$= \frac{3.0 \times 10^3}{2.0 \times 10^{-1}}$$

$$= \frac{3.0}{2.0} \times 10^{3+1}$$

$$= 1.5 \times 10^4$$

A-2 対数

$\sqrt{10} \simeq 3.16$ が $10^{0.5}$ であることがわかったので，次は「3は10の何乗か」を考えてみましょう．答えは簡単にわかるわけではありませんが，0.5より少し小さい数だという見当はつきます．ここで，入念な計算を行い，$10^{0.4}$ や $10^{0.45}$，$10^{0.46}$，$10^{0.47}$ を計算していけば，そのうち $10^{0.4771}$ がかなり3に近いことを発見できます.

注1：この程度の計算なら関数電卓などを使うことなく計算できるようにしておかなければなりません.

しかし，毎回そんな手間をかけるのははばかばかしいので，新しい記号を定義して実際の値の代用とします．

対数の定義

適当な a, c に対して[注2]，

$$a^b = c \iff b = \log_a c \quad \cdots\cdots\cdots\cdots\cdots\cdots\cdots\cdots\cdots (\text{A-8})$$

とする．

この記号logにより「3は10の$\log_{10} 3$乗である」といったん答えておくことができます．もちろん，実際の値$\log_{10} 3 \simeq 0.4771$は表や関数電卓を使わなければわかりませんが，次のような規則により簡単に数値が求められる場合もあります．

対数の規則

$$\log_a a = 1 \quad \cdots\cdots\cdots\cdots\cdots\cdots\cdots\cdots\cdots\cdots\cdots\cdots\cdots (\text{A-9})$$

$$\log_a(c_1 \cdot c_2) = \log_a c_1 + \log_a c_2 \quad \cdots\cdots\cdots\cdots (\text{A-10})$$

$$\log_a(c^d) = d \cdot \log_a c \quad \cdots\cdots\cdots\cdots\cdots\cdots\cdots\cdots (\text{A-11})$$

$$\log_a c = \frac{\log_{a'} c}{\log_{a'} a} \quad \cdots\cdots\cdots\cdots\cdots\cdots\cdots\cdots\cdots (\text{A-12})$$

これらはすべて式（A-1），（A-2），（A-8）から導かれますが，特に式（A-11）で$d = -1$とし，式（A-10）に代入すると，

$$\log_a\left(\frac{c_1}{c_2}\right) = \log_a(c_1 \cdot c_2^{-1}) = \log_a c_1 + \log_a c_2^{-1} = \log_a c_1 - \log_a c_2$$

も得られます．

このように，対数を使うと掛算を足算に，割算を引算に変更できるため，計算機のない時代の計算家にとって対数の習得は必須事項でした．現在では，計算のためというよりむしろ「小さな数から大きな数までを同じ土俵で比較できる」という特徴が大きなメリットとなっています．

A-3 常用対数と自然対数

ところで指数でもっともよく使われるのは10^nタイプですから，対数でも$\log_{10} x$タイプが重要であると予想できます．そこで特に$\log_{10} x$の10を省略して単に$\log x$と書く約束をします．これが**常用対数**です．

一方，純数学的には指数といえば$\exp(x) = e^x$のことですので，対数といえば$\log_e x$となります[注3]．これを**自然対数**とよび，こちらのほうを$\log x$と書く場合もあります．**工学分野では混乱を避けるため自然対数は$\ln x$と書く約束となっています**．ここで，eは「自然対数の底」または「ネイピア数」とよばれる定数で，その値は$e \simeq 2.718281828459\cdots$と知られています．

注2：aは0以下だったり1だったりしてはなりません．cも0以下であってはならないため，正確には「正数cと，1ではない正数aに対して」などと制限する必要があります．
注3：微分，積分など，後々の発展を考えるとこちらのほうがずっと扱いやすくなります．

付録：電気に必要な数学の基礎　　149

B 有効数字

B-1 有効桁

「26 mくらい，ロープを切ってきて」といわれて29 mのロープをもっていったら「長い！」と叱られても仕方がないですね．わざわざ「26 m」といっているのに「6」の部分を無視したのですから．一方で，もっていったロープが25 m 93 cmだったときに「7 cm短いじゃないか！」と怒られるのも理不尽な気がします[注4]．

誤差があることを承知で測定値を表現する場合には，「わざわざ宣言した数字」に注目し，「26」といわれたら「25でも27でもない26」と判断することになっています．つまり25.5～26.5の間ですね．10 cmの違いを許さないときには「26.0 m」といいます．これなら「**わざわざ.0まで宣言している**のだから26.3 mではダメだ」と納得できます．この場合2, 6, 0の3つの数字が有効なので「有効数字が3桁」とか「3桁精度」といいます[注5]．

この例からわかるように，**小学校の計算ドリルでよくあった処理「26.0＝26」は間違っています**．あえてつけている「.0」は「26.1や25.9ではない」ことを意味しているのですから，勝手に省いてはいけません．当然，勝手に0をつけることも許されません．

では「200」といった場合，2つある0は有効なのでしょうか？（201ではダメという意味なのでしょうか？）普通，これは有効と解釈されますが，逆に「240でもいいや，100や300でなければ（有効数字1桁）」や「198でもいいや，190や210でなければ（有効数字2桁）」を表したい場合もあります．どうしましょう．

指数表現はこのような場合にも役に立ちます．有効数字1桁，2桁，3桁の200は，それぞれ2×10^2, 2.0×10^2, 2.00×10^2と表せばいいのです[注6]．

有効数字の基本精神は「**書いた数字には責任をもつ．書かないことには責任はない**」です．

B-2 誤差の伝搬

「僕が小学生の頃，地球ができてから46億年経っているといわれていた．あれから11年，いまでは46億11年だ」……これは明らかに間違っているので冗談にしかなりません．しかし「地質学上の新発見があって8000万年程新しいらしい，45億2千万年だ」となると，うっかりやってしまいそうですね．

あいまいさを含む数どうしの計算結果は当然あいまいさを含むわけですが，その有効数字はどうなるのでしょうか．

注4：「26 m 00 cm ぴったりに切っていけばいいじゃないか」と思った人は甘いですね．「2 mm違う」とか「0.03 mm違う」とか難癖をつけられた挙句，次の機会には「だいたいで良いんだ，さっさともってこい」と叱られるおそれがあります．

注5：「有効桁3桁」を「小数点以下3桁」と誤解してはいけません．「28.0 m」も「0.0280 km」も同じ精度の表記で，どちらも有効数字は3桁です．

注6：これらに20×10^1が混じると1つだけ全然違う数字にみえますね．○$\times 10^{\square}$の表記では○の部分を1～9.999…に収まるようにしておくのが普通です．

150　　付録

悪い例　　　良い例
```
   121 ■■       121
    25.1 ■      25.1
 +  0.42     +  0.4
 ─────────    ─────────
  146.52       146.5̶
                  7
```

有効数字を考慮して 121 +25.1+0.42 の計算を行った結果. 灰色の部分は言及されていない不明な部分なので, 計算結果もあやふやになる.

$8.45 \times 73.15 = 618.1175$
$8.5 \ \times 73.2 \ = 622.2$?
$8.55 \times 73.25 = 626.2875$

足算, 引算：あいまいな桁については言及しないようにします.

左段のように筆算をしてみれば明快です.

掛算, 割算：有効桁がもっとも少ない数字（もっともあやふやな数字）の有効桁に揃えることになっています.

たとえば, 8.5×73.2 という掛算の結果はどうなるでしょうか.「言及されていないあやふやな部分」のとりうる範囲を考えてみると, 左段のように8程度の幅があることがわかります.

「$8.5 \times 73.2 = 622.2$です. 622.1でも622.3でもありません」とはとてもいえませんね. 通常, この計算は電卓を叩いた後で「8.5は2桁精度, 73.2は3桁精度だから, 答えは悪い方に合わせて2桁精度, つまり6.2×10^2だ」とします.

とくに割算において, 電卓の表示をそのまま書き写すと「実際には保証しきれないような精度を宣言している」ことになり,「虚偽」扱いされます. 気をつけましょう.

実際には有効数字が何桁あるかだけで精度を正確に表すことは不可能です（たとえば12.0 ± 2.3を有効桁だけでは表現できません）. ここに挙げた計算ルールはあくまで慣習的な省略法であって, あまり絶対視してはいけません.

また, 説明を簡単にするため, ここまでは「書いた数字はすべて有効. 正しく, 信用できる」としましたが, 実際には上記の計算例でもわかるように, **有効桁の末尾の数字は多少怪しい数字で, 1か2くらいはズレるおそれがある**とされています. たとえば足算の例では結果を147としましたが, 最後の7は繰り上がりが起きない可能性もあり, 確定はしていないけれどデタラメというわけでもない「有効. おおむね正しく, 参考にはできる」という扱いになります.

C　三角関数

物理現象を扱うときにもっとも重要な関数といえば, 1次関数（比例関係）でしょうが, 2番目に重要な関数は三角関数かexp関数であるのは間違いないでしょう. 適時参照できるように, 三角関数の重要な性質をここにまとめておきます.

C-1　一般角に対する三角関数の定義

まず, θとして実数すべてをとれる「三角関数」を定義します. 図C-1のように半径$r = 1$の円を描き, 円周上の点Xと原点O, x軸のなす角をθとするとき, 点Xの座標(x, y)を用いて,

$$\cos \theta = x, \quad \sin \theta = y, \quad \tan \theta = \frac{y}{x} \quad \cdots\cdots\cdots\cdots\cdots\cdots\text{(C-1)}$$

とします. また, これらの逆数として,

$$\sec \theta = \frac{1}{x}, \quad \cosec \theta = \frac{1}{y}, \quad \cotan \theta = \frac{x}{y} \quad \cdots\cdots\cdots\cdots\text{(C-2)}$$

も定義しておきます[注7].

付録：電気に必要な数学の基礎　　151

直角三角形の辺の長さで定義された三角比と違い，式（C-1），（C-2）ではθは全実数をとりえます．そして図C-1（b）をみれば明らかなように，拡張された範囲では三角関数は負の値をとる場合もあります．

　では，ここで三角関数の性質を少しみていきましょう．

　図C-1より，どんなθに対しても，次の式が成り立つことがわかります．

$$\sin^2\theta + \cos^2\theta = 1 \quad\cdots\cdots\cdots\cdots\cdots\cdots\cdots\cdots\cdots\cdots\cdots\cdots\text{(C-3)}$$

　また，図C-2をみれば，次のこともわかります．

図C-1　三角関数の定義

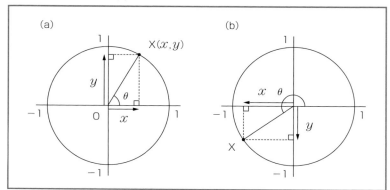

半径1の円（単位円）を描き，円周上の点Xの座標(x, y)を使って三角関数を定義します．

図C-2　三角関数の偶奇性と相互の位相差

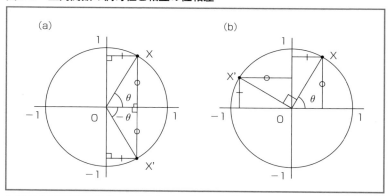

$\theta < 0$は右回り方向の角度，$\pi/2$は直角，ということを理解していれば，式（C-4），（C-5）は明らかです．

注7：$\theta = \pi/6$や$\pi/4$，$\pi/3$などの特別な角度については三角関数の値が知られていますが，一般的には，θと各辺比の関係は簡単な数式では表現できません．そこで「値が知りたければ後で調べることはできますが，今は，その値がわかっているとして話を先に進めましょう」とするために，三角関数の記号を定めたのです．この辺りの，「新しい記号の定め方」を誤解すると難しく感じてしまいます．

三角関数の偶奇性

$$\sin(-\theta) = -\sin\theta \ (奇関数) \quad \cdots\cdots\cdots\cdots\cdots\cdots\cdots (C\text{-}4a)$$
$$\cos(-\theta) = \cos\theta \ (偶関数) \quad \cdots\cdots\cdots\cdots\cdots\cdots\cdots (C\text{-}4b)$$
$$\tan(-\theta) = -\tan\theta \ (奇関数) \quad \cdots\cdots\cdots\cdots\cdots\cdots\cdots (C\text{-}4c)$$

sin と cos の位相差

$$\sin\left(\theta + \frac{\pi}{2}\right) = \cos\theta \quad \cdots\cdots\cdots\cdots\cdots\cdots\cdots\cdots\cdots (C\text{-}5a)$$
$$\cos\left(\theta + \frac{\pi}{2}\right) = -\sin\theta \quad \cdots\cdots\cdots\cdots\cdots\cdots\cdots\cdots (C\text{-}5b)$$

C-2 加法定理

加法定理

一般角 α, β に対する三角関数において以下の式が成り立つ[注8].
$$\sin(\alpha + \beta) = \sin\alpha\cos\beta + \cos\alpha\sin\beta \quad \cdots\cdots\cdots\cdots (C\text{-}6a)$$
$$\cos(\alpha + \beta) = \cos\alpha\cos\beta - \sin\alpha\sin\beta \quad \cdots\cdots\cdots\cdots (C\text{-}6b)$$

特に $\beta \to -\beta$ と書き換えて，式 (C-4) を使えば，
$$\sin(\alpha - \beta) = \sin\alpha\cos\beta - \cos\alpha\sin\beta$$
$$\cos(\alpha - \beta) = \cos\alpha\cos\beta + \sin\alpha\sin\beta$$

が得られます．しかし，これを別の公式と思うよりは「β がたまたま負の値だった」と考えるほうがよいでしょう．

同様に，$\beta = \alpha$ の場合に倍角の公式が得られますが，これらはすべて，式 (C-6a)，(C-6b) の変形でしかありません．

倍角の公式

$$\sin 2\alpha = 2\sin\alpha\cos\alpha \quad \cdots\cdots\cdots\cdots\cdots\cdots\cdots\cdots\cdots (C\text{-}7a)$$
$$\cos 2\alpha = \cos^2\alpha - \sin^2\alpha \quad \cdots\cdots\cdots\cdots\cdots\cdots\cdots\cdots (C\text{-}7b)$$

電気工学において三角関数を取り扱う必要があるのは，主に交流電圧，交流電流が sin や cos で表されるからです．tan についてはここでは割愛します．

C-3 半角の公式

式 (C-7b) で $\alpha = x$ とし，さらに式 (C-3) を使って cos だけの式に書き換えてみましょう．

注8：加法定理の証明としては，ベクトルの一次変換を使って，
$$\begin{pmatrix} \cos(\alpha+\beta) & -\sin(\alpha+\beta) \\ \sin(\alpha+\beta) & \cos(\alpha+\beta) \end{pmatrix} = \begin{pmatrix} \cos\alpha & -\sin\alpha \\ \sin\alpha & \cos\alpha \end{pmatrix}\begin{pmatrix} \cos\beta & -\sin\beta \\ \sin\beta & \cos\beta \end{pmatrix}$$
を計算する方法が美しいでしょう．

付録：電気に必要な数学の基礎　153

$$\cos 2x = \cos^2 x - \sin^2 x$$
$$= \cos^2 x - (1 - \cos^2 x)$$
$$= 2\cos^2 x - 1$$

移項すると,

$$\cos^2 x = \frac{1 + \cos 2x}{2} \quad \cdots\cdots\cdots\cdots\cdots\cdots\cdots\cdots\cdots\cdots\cdots (C\text{-}8)$$

が得られます.

同様に,式(C-3)の使い方を変え,$\cos^2 x$ を消すと,

$$\sin^2 x = \frac{1 - \cos 2x}{2} \quad \cdots\cdots\cdots\cdots\cdots\cdots\cdots\cdots\cdots\cdots\cdots (C\text{-}9)$$

が得られます.

そして,式(C-8),(C-9)の記号を付け替え,$2x = \alpha$(つまり $x = \alpha/2$)とすると半角の公式が得られます[注9].

半角の公式

$$\cos^2\left(\frac{\alpha}{2}\right) = \frac{1 + \cos\alpha}{2} \quad \cdots\cdots\cdots\cdots\cdots\cdots\cdots\cdots\cdots (C\text{-}10a)$$

$$\sin^2\left(\frac{\alpha}{2}\right) = \frac{1 - \cos\alpha}{2} \quad \cdots\cdots\cdots\cdots\cdots\cdots\cdots\cdots\cdots (C\text{-}10b)$$

半角の公式は「交流の実効値」を求める際に $v(t) = V_{\max} \sin(\omega t + \theta)$ の2乗の積分を行うために必要となります.

C-4 同じ周期の三角関数の合成

交流電気でCR回路やLR回路を取り扱う際に,各素子の電流や電圧には $\pi/2$ の位相ズレがあるため,次のような合成が必要になります.

$$A\cos\omega t + B\sin\omega t \quad \cdots\cdots\cdots\cdots\cdots\cdots\cdots\cdots\cdots\cdots\cdots (C\text{-}11)$$

A,B ともに0ではないとしてこの式をより簡便に変形していきましょう[注10].

まず,もしも,

$$\begin{cases} A = \sin\theta \\ B = \cos\theta \end{cases} \quad \cdots\cdots\cdots\cdots\cdots\cdots\cdots\cdots\cdots\cdots\cdots (C\text{-}12)$$

を満たす θ が存在するなら,式(C-11)は加法定理を用いて,

$$A\cos\omega t + B\sin\omega t = \sin(\omega t + \theta)$$

と表せます.しかし,式(C-12)を満たす θ はごく特別な場合にしか存在しません.なぜなら,

$$A^2 + B^2 = \sin^2\theta + \cos^2\theta$$

の右辺は常に1と等しくなければなりませんが,普通,$A^2 + B^2$ は1ではないからです.

注9:$\sin\alpha = \sim$ や $\cos\alpha = \sim$ の形にするために両辺のルートを取る場合もありますが,正負の問題が生じるので,ここまでの形でやめておくのが無難でしょう.

注10:A,B のいずれかが0なら,式(C-11)はわざわざ変形するまでもなく簡便です.

そこで$A'^2 + B'^2 = 1$となるように，次のようなA'，B'を考えます．

$$A' = \frac{A}{\sqrt{A^2+B^2}}, \quad B' = \frac{B}{\sqrt{A^2+B^2}}$$

このA'，B'ならば確かに$A'^2 + B'^2 = 1$を満たし，

$$\theta = \tan^{-1}\left(\frac{A'}{B'}\right)$$

を使って[注11]，

$$A' = \sin\theta, \quad B' = \cos\theta$$

とできるので，

$$A'\cos\omega t + B'\sin\omega t = \sin(\omega t + \theta)$$

がいえます．あらためて式（C-11）に戻すと，

$$A\cos\omega t + B\sin\omega t = \sqrt{A^2+B^2}\left(\frac{A}{\sqrt{A^2+B^2}}\cos\omega t + \frac{B}{\sqrt{A^2+B^2}}\sin\omega t\right)$$
$$= C\left(A'\cos\omega t + B'\sin\omega t\right)$$
$$= C\sin(\omega t + \theta)$$

となります．まとめると次のことがいえます．

同じ周期の三角関数の合成

$$A\cos\omega t + B\sin\omega t = C\sin(\omega t + \theta) \quad\cdots\cdots\cdots\cdots\cdots\text{(C-13)}$$

ただし，

$$\begin{cases} \theta = \tan^{-1}\left(\dfrac{A'}{B'}\right) = \tan^{-1}\left(\dfrac{A}{B}\right) \quad\cdots\cdots\cdots\cdots\cdots\text{(C-14a)} \\ C = \sqrt{A^2+B^2} \quad\cdots\cdots\cdots\cdots\cdots\cdots\cdots\cdots\cdots\cdots\cdots\text{(C-14b)} \end{cases}$$

とする．

C-5 三角関数の近似

三角関数のテイラー展開

三角関数を整式で書き下すことができる．

$$\sin x = x - \frac{1}{3!}x^3 + \frac{1}{5!}x^5 - + \cdots \quad\cdots\cdots\cdots\cdots\text{(C-15a)}$$

$$\cos x = 1 - \frac{1}{2!}x^2 + \frac{1}{4!}x^4 - \frac{1}{6!}x^6 + - \cdots \quad\cdots\cdots\text{(C-15b)}$$

とくに，xが1より十分小さい場合（1 radは60°弱だったことを思い出しましょう），次の近似がよく用いられます．

$$\sin x \simeq x, \quad \cos x \simeq 1 - \frac{1}{2}x^2, \quad \tan x \simeq x$$

注11：$\tan^{-1}$は$\tan$の逆関数であり，「タンジェントインバース」と読みます．$1/\tan$のようにみえるのであまりよい習慣とはいえませんが，逆関数の表記としてf^{-1}を使うのは一般的ですので気をつけておかなければなりません．arctanも同じ意味ですが，こちらのほうが誤解は少ないですね．

D 虚数の取り扱いと複素数

D-1 虚数の導入と複素数の計算

　実数の世界の外に$j^2 = -1$である**虚数単位j**という「新しい数」が存在することにして，$z = x + jy$という形の数（ただし，x, yは実数）を考えます．これが**複素数**です．複素数のうち，実数ではないものを虚数とよびます[注12]．

　このxをzの**実数部**（real part）または実部，yをzの**虚数部**（imaginary part）または虚部とよび，それぞれ

$$x = \mathrm{Re}(z), \quad y = \mathrm{Im}(z)$$

と書き表します[注13]．

　複素数の計算といっても，実際のところは複素数の四則演算においては$j^2 = -1$とする以外は，ほとんど計算が進まないので，jを値不明の変数とした結果とまったく同じ結果になるように定義されています．

　多少の注意が必要なのは，次にあげるいくつかの場合程度です．

$$j^3 = j^2 \cdot j = -j \quad \cdots\cdots\cdots\cdots\cdots\cdots\cdots\text{(D-1)}$$
$$j^4 = j^2 \cdot j^2 = (-1) \times (-1) = 1 \quad \cdots\cdots\cdots\cdots\text{(D-2)}$$
$$\cdots$$
$$\frac{1}{j} = \frac{1 \times j}{j \times j} = -j \quad \cdots\cdots\cdots\cdots\cdots\cdots\cdots\text{(D-3)}$$
$$\frac{x_1 + jy_1}{x_2 + jy_2} = \frac{x_1 + jy_1}{x_2 + jy_2} \times \frac{x_2 - jy_2}{x_2 - jy_2}$$
$$= \left(\frac{x_1 x_2 + y_1 y_2}{x_2^2 + y_2^2}\right) + j\left(\frac{y_1 x_2 - x_1 y_2}{x_2^2 + y_2^2}\right)^{[注14]} \quad \cdots\cdots\cdots\text{(D-4)}$$

D-2 複素平面

　私たちはこれまで，実数を「数直線上の点」として図示してきました．ところが虚数は実数ではないのですから，数直線には乗らないことになります．

　しかし，これは「複素数は図示できない」という意味ではありません．むしろ逆で，**複素数は実数以上に図示する価値があるのです**．その方法は非常に大胆で，「jは数直線上にはないのだから，数直線の外に描けばよい」と考え，**図D-2** のように，「実軸x（いわゆる数直線）」と「虚軸y」でつくられた平面（**複素平面**）を考えたうえで，複素数$z = x + jy$は「原点0から実軸に並行にx，虚軸に並行にyだけ移動した位置にある点」として図示する約束とします．こうしてすべての複素数は複素平面上の点によって表されることになりました．

　さらに，**図D-3(b)** のように，点Zは原点からの距離rと実軸からの角度θでも

注12：ふつう，虚数単位はimaginaryの頭文字を取ってiを使いますが，電気の分野では電流との区別のためにjを使うことが多いのです．
注13：jyを虚数部とよびたくなる気もしないでもないですが，ふつうyを虚数部とよびます．
注14：もちろん私たちは式 (D-4) の最終形を覚えるなどという非効率なことはせず，単に「分数の形で書いてから分母を実数化するんだったよなぁ」とだけ思い出せればよいでしょう．

156　　付録

図D-1　「数」の拡張

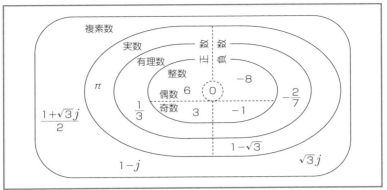

「数」は「正の整数（自然数）のみ」から「正の有理数のみ」，負数も入れた「有理数全体」，さらに「実数全体」へと考える範囲を広げてきました．今，また新たに「複素数全体」へと範囲を広げることをためらう理由はないでしょう．

図D-2　複素平面

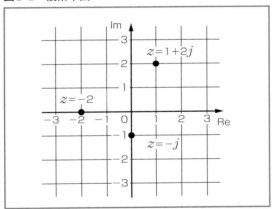

実数（いわゆる普通の数）は，数直線上の点で表せます．それに対して，複素数は実軸とそれに直交する虚軸とでつくられた平面上の点で表されます．

図D-3　直交座標と極座標

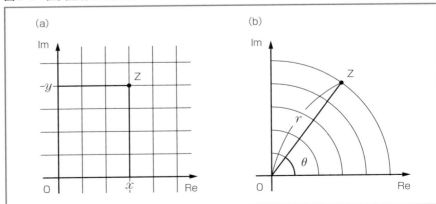

(a) は直交座標をとり，x, y により点Zの位置を指定している．
(b) は極座標をとり，r, θ により点Zの位置を指定している．

付録：電気に必要な数学の基礎

指定できます．つまり，複素数 $z = x + jy$ を r と θ で表すことは可能なはずです．x, y によって z を表す方法を**直交座標表示**とよび，r, θ で z を表す方法を**極座標表示**または極形式といいます（θ はもちろんラジアン角を使いますが，いちいち[rad] とは書かないことにします）．

複素数 z の**大きさ**（あるいは**絶対値**）r，**偏角**（あるいは**位相**）θ は，

$$\begin{cases} r = |z| & \cdots\cdots\cdots\cdots\cdots\cdots\cdots\cdots\cdots\cdots\cdots\cdots\cdots\cdots\text{(D-5a)} \\ \theta = \arg(z) = \angle(z) & \cdots\cdots\cdots\cdots\cdots\cdots\cdots\cdots\cdots\text{(D-5b)} \end{cases}$$

と書かれます（いずれも実数）．

(x, y) と (r, θ) の関係も求めておきましょう．斜辺の長さが r，1つの角が θ の直角三角形に注目すると以下の変換公式が得られます．

極座標表示から直交座標表示への変換

$$\begin{cases} x = \mathrm{Re}(z) = r\cos\theta & \cdots\cdots\cdots\cdots\cdots\cdots\cdots\cdots\cdots\text{(D-6a)} \\ y = \mathrm{Im}(z) = r\sin\theta & \cdots\cdots\cdots\cdots\cdots\cdots\cdots\cdots\cdots\text{(D-6b)} \end{cases}$$

$$z = r(\cos\theta + j\sin\theta) \cdots\cdots\cdots\cdots\cdots\cdots\cdots\cdots\cdots\text{(D-7)}$$

直交座標表示から極座標表示への変換

$$\begin{cases} r = |z| = \sqrt{x^2 + y^2} = \sqrt{zz^*} & \cdots\cdots\cdots\cdots\cdots\cdots\text{(D-8a)} \\ \theta = \arg(z) = \tan^{-1}\left(\dfrac{y}{x}\right) & \cdots\cdots\cdots\cdots\cdots\cdots\text{(D-8b)} \end{cases}$$

（ただし，$0 < \theta < \pi/2$ の場合のみ．正確には $x = 0$ や $y \leq 0$ の場合に $\tan^{-1}$ の部分を修正する必要がある．）

D-3 オイラーの公式

少し話題が変わるようですが，指数関数と三角関数のテイラー展開を思い出してみましょう．

$$e^x = 1 + \frac{1}{1!}x + \frac{1}{2!}x^2 + \frac{1}{3!}x^3 + \frac{1}{4!}x^4 + \frac{1}{5!}x^5 + \cdots$$

$$\cos x = 1 \qquad\quad - \frac{1}{2!}x^2 \qquad\quad + \frac{1}{4!}x^4 \qquad\quad - + \cdots$$

$$\sin x = \quad \frac{1}{1!}x \qquad\quad - \frac{1}{3!}x^3 \qquad\quad + \frac{1}{5!}x^5 - + \cdots$$

です．似ていますね．とくに e^x と $\cos x + \sin x$ を比べると，その違いは「後者では x^2 ごとに -1 が出てくる」ことだけですね．

$$\cos x + \sin x = 1 + \frac{1}{1!}x - \frac{1}{2!}x^2 - \frac{1}{3!}x^3 + \frac{1}{4!}x^4 + \frac{1}{5!}x^5 - - + + \cdots$$

「2乗ごとに -1」はもちろん，虚数 j の性質との関係を臭わせます．ここで，e^x の x に $j\theta$ を（無理矢理）代入し，

$$e^{j\theta} = 1 + \frac{1}{1!}(j\theta) + \frac{1}{2!}(j\theta)^2 + \frac{1}{3!}(j\theta)^3 + \frac{1}{4!}(j\theta)^4 + \frac{1}{5!}(j\theta)^5 + \cdots \quad\cdots\cdots\text{(D-9)}$$

と，$e^{j\theta}$ を**定義**しましょう．さらに $j^2 = -1$ と書き換えていくと，

$$e^{j\theta} = 1 + \frac{j}{1!}\theta - \frac{1}{2!}\theta^2 - \frac{j}{3!}\theta^3 + \frac{1}{4!}\theta^4 + \frac{j}{5!}\theta^5 - - + + \cdots$$

$$= \left(1 - \frac{1}{2!}\theta^2 + \frac{1}{4!}\theta^4 - + \cdots\right) + j\left(\frac{1}{1!}\theta - \frac{1}{3!}\theta^3 + \frac{1}{5!}\theta^5 - + \cdots\right)$$

$$= \cos\theta + j\sin\theta \quad\cdots\cdots\cdots\cdots\cdots\cdots\cdots\cdots\cdots\cdots\text{(D-10)}$$

となり，式（D-7）で $r = 1$ としたものが，まさに $e^{j\theta}$ と等しくなっています．この式をオイラーの公式といいます．

オイラーの公式 [注15]

$$e^{j\theta} = \cos\theta + j\sin\theta \quad\cdots\cdots\cdots\cdots\cdots\cdots\cdots\cdots\cdots\text{(D-11)}$$

オイラーの公式を用いて一般の複素数は $z = re^{j\theta}$ と書けます．

D-4 交流電気への利用

交流電気では電流と電圧に位相差がある場合を考えなくてはなりません．つまり，$i(t) = I_{\max}\sin\omega t$ に対して，電圧が $v(t) = V_{\max}\sin(\omega t + \theta)$ となったりするので，**定数 Z をどのように設定しても，瞬間値に対するオームの法則 $v(t) = Z \cdot i(t)$ を成り立たせることは絶対にできないので困ってしまいます** [注16]．

ここで複素数の出番です．式（D-11）から次の表現が理解できますね．

オイラーの公式と三角関数

$$\cos\omega t = \mathrm{Re}(e^{j\omega t}) \quad\cdots\cdots\cdots\cdots\cdots\cdots\cdots\cdots\cdots\text{(D-12)}$$

$$\sin\omega t = \mathrm{Im}(e^{j\omega t}) \quad\cdots\cdots\cdots\cdots\cdots\cdots\cdots\cdots\cdots\text{(D-13)}$$

ここで「掛算を足算で代用できる」指数法則が強力にきいてきます．

$$e^{j(\omega t + \theta)} = e^{j\theta} \cdot e^{j\omega t}$$

ですから，

$$\cos(\omega t + \theta) = \mathrm{Re}(e^{j\theta} \cdot e^{j\omega t}) \quad\cdots\cdots\cdots\cdots\cdots\cdots\cdots\text{(D-14)}$$

$$\sin(\omega t + \theta) = \mathrm{Im}(e^{j\theta} \cdot e^{j\omega t}) \quad\cdots\cdots\cdots\cdots\cdots\cdots\cdots\text{(D-15)}$$

右辺で掛算した $e^{j\theta}$ が位相差 θ をつくるように働いているのがわかるでしょうか？

複素電流 $\dot{i}(t) = I_{\max}e^{j\omega t}$ と，複素数の定数 $\dot{Z} = (V_{\max}/I_{\max}) \cdot e^{j\theta}$ を用意して，複素電圧を $\dot{v}(t) = \dot{Z} \cdot \dot{i}(t)$ とすると，オームの法則のような掛算の式で，

$$i(t) = \mathrm{Im}(\dot{i}(t)) = I_{\max}\sin\omega t \quad\cdots\cdots\cdots\cdots\cdots\cdots\cdots\text{(D-16)}$$

$$v(t) = \mathrm{Im}(\dot{v}(t)) = V_{\max}\sin(\omega t + \theta) \quad\cdots\cdots\cdots\cdots\cdots\text{(D-17)}$$

を表現できます（複素量をその大きさと混乱しやすいので，複素量には文字の上にドットをつけています）．

注15：式（D-11）は「人類の至宝」とまでよばれた式ですが，とくに $\theta = \pi$ のとき，数学の基本定数 -1, π, e, j の間に $e^{\pi j} = -1$ というきわめて簡潔な関係があることを示しています．

注16：実効値や最大値に対してならば $V = Z \cdot I$ はとくに問題なく成り立つのですが，ここで問題にしているのは瞬間値の話なのです．

付録：電気に必要な数学の基礎　　159

ここで，さらに「とっつき」をよくするために，交流電気でよくみられるシチュエーションに特化して，式の見栄えを簡単にしていきましょう．

まず，電圧と電流の周波数が異なることは考えなくてもよく，式中に明示しなくても一連の話のなかではωは自明なことが多いです．さらに，eの複素数乗はいかにもむずかしそうなので，これを隠してみえないようにしてしまいましょう．もちろんθは式中に明示したいですから，角度であることを強調し$\angle\theta$という記号で代用してしまいましょう．

$$\dot{I} = I\angle 0^{注17}, \qquad \dot{V} = V\angle\theta \quad \cdots$$

ここまでくると，平行四辺形を描いてベクトルの和をとるのと同程度の気安さで交流電気を取り扱うことができます．この表現を**フェーザー表示**とよびます[注18]．

こうして得られた「複素インピーダンス$\dot{Z}$」はその数値自体に位相情報が含まれているので，複数の素子の合成回路でも人間が位相のズレを意識することなく，形式的な計算をすることができます[注19]．

注17：先程までの例に合わせて電流の初期位相を0としています．またI，Vは実用上はI_{max}，V_{max}ではなく，その実効値にすることが多いようです．

注18：掛算や割算（オームの法則）ではフェーザー表示が，足算や引算（電流どうしの和や電圧どうしの和，合成抵抗）では直交表示が便利です．

注19：たとえば，CR直列回路のインピーダンス（の大きさ）は$Z = \sqrt{R^2 + \chi_c^2}$ですが，複素数を使えば位相情報を含んだまま$\dot{Z} = R + \dot{\chi_c}$とできます．

付　録　2　電気・電子に関する単位（物理量）と図記号

A　単位と文字

　電気工学，電子工学を理解するには，「単位」，つまりその物理量がもっている意味を理解することが一番の近道[注1]です．とはいっても，電気磁気学などまで含めると，多くの単位が出てきて一見複雑そうに見えますが，基本的な単位系（SI単位）を理解してしまえば，後はその単位を用いてどのような組み合わせ（組み立て単位）になっているかを，メモ前の物理量に対して1つ1つ考えればよいのです．

　現在，国際的に最も一般的に用いられているのは，国際単位系（SI単位系：Le Système International d'Unités）です（**表1**）．これは，以前用いられていたCGS（長さcm，質量g，時間s）をもとにした単位系MKS単位系（長さm，質量kg，時間s）を拡張した単位系となっていて，7つの基本単位が定められています．ほかのすべての単位は，これら7つの単位の組み合わせとしてつくられる量であるため，「組立て単位」といい，電気工学・電子工学に関連する単位を**表2**に表しました．

　また，量の大きさを表すのに「10,000（一万）」とか，「0.001 = 1/1000（千分の一）」までの範囲なら日常的に判断できる大きさですが，とても大きい量「1,000,000,000」や，逆にとても小さい量「0.000 000 001」などを判断したり記述したりするのは難しいと思ったことはありませんか．そこで，SI単位系において，SI単位の十進の倍量や分量を表すために，SI単位の前につけられる接頭辞（接頭語）として「SI接頭辞」があります（**表3**）．電気工学・電子工学の世界では，10^{15}（ペタ）から10^{-15}（フェムト）の範囲を覚えておけばよいでしょう．

　もう1つ，電気工学・電子工学を学ぶときに知っておくと便利なものがあります．私たちが日常使っている文字は，日本語（漢字・ひらがな・カタカナ）や英語（アルファベット）と数字（漢数字やローマ数字）ですが，電気や電子の単位

表1　SI単位表[5]

量		時間	長さ	質量	電流	熱力学温度	物質量	光度
基本単位	名称	秒	メートル	キログラム	アンペア	ケルビン	モル	カンデラ
	記号	s	m	kg	A	K	mol	cd

注1：単位から考える電気工学・電子工学
　電気工学，電子工学のもと（理論・理屈）は，物理学になります．物理を学ぶうえで単位は最も基本であり，どの教科書でも最初に単位のことが書かれています．本シリーズでは，「生体計測装置学」の計測工学導入部分で単位について詳しく学びますが，ここでは電気工学，電子工学に関連する単位についてまとめます．また単位や基本の物理的な考えについては，いくつか参考になる参考書[1-4]がありますので，参考にしてください．

付録：電気・電子に関する単位（物理量）と図記号　　161

表2　電気工学・電子工学に関係する単位（組立て単位）[5]

量	記号	名称	SI単位系で表した単位
周波数	Hz	ヘルツ	s^{-1}
起電力	V	ボルト	$m^2 kg\, s^{-3} A^{-1}$
電気抵抗	Ω	オーム	$m^2 kg\, s^{-3} A^{-2}$
コンダクタンス	S	ジーメンス	$m^{-2} kg^{-1} s^3 A^2\,(=\Omega^{-1})$
電気量（電荷）	C	クーロン	$A\, s$
電気容量（静電容量）	F	ファラド	$m^{-2} kg^{-1} s^4 A^2$
電界の強さ	V/m	ボルト/メートル	$m\, kg\, s^{-3} A^{-1}$
電束密度	C/m^2	クーロン/平方メートル	$A\, s\, m^{-2}$
誘電率	F/m	ファラド/メートル	$m^{-3} kg^{-1} s^4 A^2$
磁界の強さ	A/m	アンペア/メートル	$A\, m^{-1}$
磁束	Wb	ウェーバー	$m^2 kg\, s^{-2} A^{-1}$
磁束密度	T	テスラ	$kg\, s^{-2} A^{-1}$
インダクタンス	H	ヘンリー	$m^2 kg\, s^{-2} A^{-2}$
透磁率	H/m	ヘンリー/メートル	$m\, kg\, s^{-2} A^{-2}$
力	N	ニュートン	$m\, kg\, s^{-2}$
圧力・応力	Pa	パスカル	$m^{-1} kg\, s^{-2}$
エネルギー	J	ジュール	$m^2 kg\, s^{-2}$
電力・仕事率	W	ワット	$m^2 kg\, s^{-3}$
熱容量	J/K	ジュール/ケルビン	$m^2 kg\, s^{-2} K^{-1}$
比熱	J/(kg・K)	ジュール/（キログラム・ケルビン）	$m^2 s^{-2} K^{-1}$

表3　SI接頭辞[5]

10^n	接頭辞	記号	漢数字表記	十進数表記
10^{15}	ペタ (peta)	P	千兆	1 000 000 000 000 000
10^{12}	テラ (tera)	T	一兆	1 000 000 000 000
10^{9}	ギガ (giga)	G	十億	1 000 000 000
10^{6}	メガ (mega)	M	百万	1 000 000
10^{3}	キロ (kilo)	k	千	1 000
10^{2}	ヘクト (hecto)	h	百	100
10^{1}	デカ (deca, deka)	da	十	10
10^{0}			一	1
10^{-1}	デシ (deci)	d	十分の一（分）	0.1
10^{-2}	センチ (centi)	c	百分の一（厘）	0.01
10^{-3}	ミリ (milli)	m	千分の一（毛）	0.001
10^{-6}	マイクロ (micro)	μ	百万分の一	0.000 001
10^{-9}	ナノ (nano)	n	十億分の一	0.000 000 001
10^{-12}	ピコ (pico)	p	一兆分の一	0.000 000 000 001
10^{-15}	フェムト (femto)	f	千兆分の一	0.000 000 000 000 001

には，「ギリシャ文字」がよく使われます．**表4**に，電気工学・電子工学の分野でよく用いられているギリシャ文字を使う単位を表しました．そのなかでも最もポピュラーで皆さんが知っている単位は，「オームの法則」で有名な，抵抗の単位であるオーム［Ω］でしょう．オームの法則は，「導体に流れる電流は，導体の2点間の電位差に比例する」，つまり「2点間において1Vの電位差のある導体を1Aの電流が流れるとき，その導体が示す電気抵抗」が1Ωになることは学んできましたね．「オーム」という単位も，発見したドイツの物理学者からちなん

表4　電気工学・電子工学で用いられるギリシャ文字
（用途に☆印がついている文字は必須. 用途が空欄の文字はあまり用いられない）

ギリシャ文字 小文字	ギリシャ文字 大文字	綴り	読み方	主な用途（単位など）
α	A	alpha	アルファ	角度, 係数, 一般定数
β	B	beta	ベータ	角度, 位相, 係数, 一般定数
γ	Γ	gamma	ガンマ	角度, 比重, 伝搬定数, 一般定数
δ	Δ $\varDelta$	delta	デルタ	角度, 変化分, 密度, デルタ関数
ε	E	epsilon	エプシロン, イプシロン	誤差, 誘電率（☆）
ζ	Z	zeta	ゼータ	
η	H	eta	エータ, イータ	効率, 損失, ヒステリシス係数
θ	Θ	theta	シータ, テータ	角度（☆）
ι	I	iota	イオタ	
κ	K	kappa	カッパ	
λ	Λ	lambda	ラムダ	波長（☆）
μ	M	mu	ミュー	透磁率（☆）, 摩擦係数, 接頭辞：マイクロ（☆）
ν	N	nu	ニュー	振動数
ξ	Ξ	xi	クシー, クサイ	
o	O	omicron	オミクロン	
π	Π	pi	パイ	円周率（☆）
ρ	P	rho	ロー	電気抵抗率（☆）, 気体密度
σ	Σ $\varSigma$	sigma	シグマ	導電率（☆）, 標準偏差, 総和
τ	T	tau	タウ	時定数（☆）
υ	Y	upsilon	ウプシロン, イプシロン	
ϕ	Φ $\varPhi$	phi	ファイ, フィー	角度, 直径（☆）, 空集合, 周回積分
χ	X	chi	カイ, キー	χ2乗検定
ψ	Ψ	psi	プサイ, プシー	
ω	Ω	omega	オメガ	電気抵抗の単位（☆）, 角速度（☆）

で名付けられたわけですが, ではなぜオームだけギリシャ文字なのでしょうか. **表2**に示したように, 電流の単位Aはアンペア（ampere）の頭文字, 電圧の単位Vはボルト（volt）の頭文字から取ったことはわかりますね. それでは, オームは英語で「ohm」となり, 頭文字は「O」です. しかし, 「O（大文字のオー）」を抵抗の単位とすると, 数字の「0」とややこしくなりますね. よって, アルファベットの「O」に当たるギリシャ文字の「Ω（オメガ）」が, 抵抗オームの単位に使用されたわけです. ほかにも, 電気工学・電子工学の分野で使われているギリシャ文字の由来を調べてみると, より身近に感じられるかも知れませんね.

B　図記号（JIS C 0617電気用図記号）

　本講座シリーズの回路図などで用いている図記号は, 1999年に国際規格（IEC）に合わせて制定された電気用図記号（JIS C 0617）に準拠しています. しかし, 他参考書などでは旧JISの図記号がまだ用いられていることもあるため, 本講座シリーズでよく用いられる電気用図記号について, JIS C 0617と旧JISの図記号とを併記したので参考にしてください（**表5**）.

付録：電気・電子に関する単位（物理量）と図記号　　163

表5　電気用図記号新旧の比較（JIS C 0617 と旧 JIS との比較）

	形状	新図記号	旧図記号	関連の図記号
固定抵抗				可変抵抗　　摺動抵抗
電解コンデンサ	短い方　長い方	+	+	可変コンデンサ
マイラコンデンサ セラミックコンデンサ	100			
インダクタ				
トランス（変圧器）				
ダイオード	白帯　黒地 K カソード　A アノード 電流方向			ツェナーダイオード　フォトダイオード
LED（発光ダイオード）	K カソード　A アノード （短い方）（長い方）			光電池
トランジスタ pnp形 npn形	E C B			G → D S N チャネル FET G → D S P チャネル FET
ランプ		（豆球，白熱灯）NI　（蛍光灯）FL		
スイッチ		または		
理想電流源（交流）	形状なし			電池，直流電源
理想電圧源（交流）				
増幅器	形状なし		▷ または ▷	三角形の向きは信号の流れを表す

その他（新図記号）

モーター M　発電機 G　電圧計 V　電流計 A　検流計 ↑ 直流，交流の違いを示すために，文字の下に ▭ または ⌣ の記号をつけてもよい． 例 直流電流計 Ⓐ	電圧および電流の種類 直流 ⎓　交流 ∼	接続点
ヒューズ	アース 一般 ケース接地 等電位	ヘッドホン スピーカー

参考文献
1) 嶋津秀昭：医療専門職のための二度目の物理学入門. 秀潤社, 2008.
2) 佐藤文隆：物理定数とSI単位. 岩波書店, 2005.
3) 和田純夫, 大上雅史：単位がわかると物理がわかる. ベレ出版, 2002.
4) 水崎高浩：数式を使わずに物理がわかる本（第1巻 力学, 電磁気学, 相対論編）. 秀和システム, 2006.
5) 理科年表. 丸善, 2007.

付録 3　抵抗器のカラーコード（5本線式）と各種抵抗器

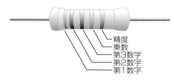

※4本線式のカラーコードは数字部分が2本となる

E96系列	第1色帯 第1数字	第2色帯 第2数字	第3色帯 第3数字	第4色帯 乗数	第5色帯 許容差%	覚え方
黒	0	0	0	1		黒い礼(0)服
茶	1	1	1	10	±10	お茶を1杯
赤	2	2	2	10^2	±2	赤いに(2)んじん
黄赤	3	3	3	10^3		み(3)かんは橙
黄	4	4	4	10^4		起(黄)死(4)回生
緑	5	5	5	10^5		五(5)月みどり
青	6	6	6	10^6		ろく(6)でなしの青二才
紫	7	7	7	10^7		紫式(7)部
灰	8	8	8	10^8		ハイヤー(8)
白	9	9	9	10^9		ホワイトク(9)リスマス
金				10^{-1}	±5	
銀				10^{-2}	±10	

（JIS C 5062：2008　抵抗器及びコンデンサの表示記号）

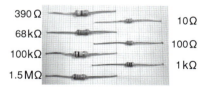

(a) 炭素皮膜抵抗器（E24系列）
左列：CF 1/4W，右列：CFS 1/4W

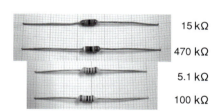

(b) 金属皮膜抵抗器
上段2本：DALE CMF-55 1/4W
下段2本：Phillips MBB0207-50 1/2W

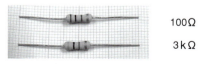

(c) 酸化金属皮膜抵抗器（E24系列）
KOA MOS1C 1W

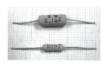

(d) 巻線抵抗器
上：0.1Ω 3W，下：50Ω 1W

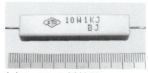

(e) セメント抵抗器 100Ω 10W

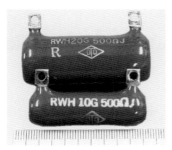

(f) ホーロー抵抗器
上：RWH20G 500Ω 16W
下：RWH10G 500Ω 8W

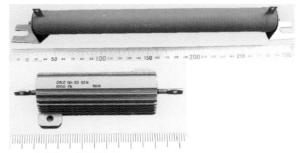

(g) 無誘導抵抗器
上段：巻線型 ヤギシタ電機(株) HFH200V 250Ω JAP
下段：メタルクラッド型 DALE NH-50 100Ω 50W

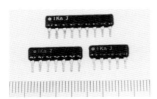

(h) 集合抵抗器
RKC 1kΩ 1/8W
上：B8, 下左：B6, 下右：B4

(i) 可変抵抗器
COSMOS RV24YB 20S
B502　5kΩ

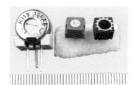

(j) 半固定抵抗器
左：サーメットトリマ COPAL 電子 RJ-13S 100kΩ
中：単回転型サーメットトリマ GF063P 5kΩ
右：ネオポッド型 NEC PN822H 1kΩ

付録：抵抗器のカラーコード（5本線式）と各種抵抗器

| 付　録 | 4 | 令和3年版　臨床工学技士
国家試験出題基準（医用電気電子工学） |

Ⅱ．医用電気電子工学

【現行】臨床工学に必要な理工学的基礎

臨床工学に必要な医療情報技術とシステム工学の基礎

【旧】電気工学，電子工学，医用工学概論，応用数学，システム工学，情報処理工学，システム・情報処理実習

（1）電気工学

大項目	中項目	小項目
1. 電磁気学	（1）電荷と電界	①静電気
		②クーロンの法則
		③電界
		④ポテンシャルエネルギー
		⑤電圧と電位
		⑥導体・絶縁体
		⑦静電誘導
		⑧静電シールド
		⑨分極
		⑩誘電率と比誘電率
		⑪キャパシタと静電容量
		⑫誘電体
	（2）磁気と磁界	①磁石と磁界
		②透磁率と比透磁率
		③磁束と磁束密度
		④磁気シールド
		⑤電流と磁界
		⑥ローレンツ力
		⑦電磁誘導
		⑧インダクタとインダクタンス
		⑨自己誘導と相互誘導
		⑩電磁力（電磁気力）
	（3）電磁波	①反射，屈折，透過，回折
		②放射と伝搬
		③周波数による分類，性質
		④電磁波障害と雑音対策
2. 電気回路	（1）受動回路素子	①抵抗器
		②コンデンサ（キャパシタ）
		③コイル（インダクタ）
	（2）電圧・電流・電力	①直流と交流
		②電流，電流密度
		③抵抗
		④コンダクタンス
		⑤電圧降下（電位差）
		⑥電池（起電力，内部抵抗）
		⑦ジュールの法則
		⑧電力と電力量
	（3）直流回路	①抵抗・抵抗器
		②オームの法則
		③キルヒホッフの法則
		④重ねの理
		⑤テブナンの定理
		⑥分圧と分流
		⑦ブリッジ回路
		⑧電圧降下（電位差）
		⑨電圧源と電流源

大項目	中項目	小項目
2. 電気回路	(4) 交流回路	①正弦波交流 　a. 周波数 　b. 角周波数 　c. 振幅 　d. 位相 　e. 実効値 　f. 平均値
		②複素数
		③ベクトル表示・ベクトル軌跡
		④キャパシタとインダクタ
		⑤インピーダンスとアドミタンス
		⑥RC直列・並列回路
		⑦RL直列・並列回路
		⑧RLC直列・並列回路
		⑨共振回路
		⑩有効電力と皮相電力
	(5) 過渡現象	①時定数と遮断周波数
		②充放電
		③過渡応答
3. 電力装置	(1) 変換器	①変圧器 (トランス)
		②相互誘導
		③直流と交流の交換 　a. コンバータ 　b. インバータ
	(2) 電動機	①直流電動機
		②交流電動機
	(3) 発電機	①直流発電機
		②交流発電機

(2) 電子工学

大項目	中項目	小項目
1. 電子回路	(1) 回路素子	①半導体 　a. 真性半導体 　b. p形半導体, n形半導体 　c. キャリア
		②ダイオード 　a. pn接合
		③トランジスタ 　a. バイポーラトランジスタ 　b. 電界効果トランジスタ (FET)
		④集積回路
		⑤光デバイス 　a. 受光素子 　b. 発光素子 　c. イメージング素子 　d. フォトカプラ
		⑥センサデバイス 　a. 温度センサ 　b. 磁気センサ 　c. 機械量センサ 　d. 圧電センサ 　e. 化学センサ 　f. 静電容量センサ
	(2) 電子回路要素	①表示器 　a. 液晶ディスプレイ 　b. プラズマディスプレイ 　c. 有機ELディスプレイ 　d. LEDディスプレイ, 7セグメントLED 　e. CRTディスプレイ
		②電源装置 　a. 整流・平滑回路 　b. 安定化電源
		③電池 　a. 一次電池 　b. 二次電池

大項目	中項目	小項目
1. 電子回路	(3) アナログ回路	①差動増幅器 　a. 差動利得と同相利得 　b. 同相除去比 (CMRR) 　c. 理想演算増幅器
		②演算増幅器回路 　a. 非反転増幅回路 　b. 反転増幅回路 　c. 加算回路 　d. 差動増幅回路
		③応用電子回路 　a. 積分回路 　b. 微分回路 　c. 波形整形回路 　d. フィルタ回路 　e. コンパレータ
		④計測回路 　a. 電流電圧変換回路 　b. 計装増幅回路
	(4) ディジタル回路	①組合せ論理回路
		②フリップフロップ, カウンタ回路
		③AD 変換回路
		④DA 変換回路
2. 通信工学	(1) 通信理論	①情報量
		②符号化
	(2) 通信方式	①アナログ通信, ディジタル通信
		②シリアル通信, パラレル通信
		③変調方式
		④伝送誤り, 誤り検出, 誤り訂正
		⑤多重化方式
		⑥アンテナ
	(3) 通信システム	①移動通信システム

※最新の出題基準は公益財団法人医療機器センターのホームページでご確認ください

章末問題 解答

[第2章・問題1]
(1) 式 (2-1) より，電荷 q は電流 I と時間 t の積となるため，
$$q = I \cdot t = 1.0 \text{ A} \times 300 \text{ s} = 300 \text{ C}$$
(2) 電子のもつ電荷量は，1つの電荷 e であるから，電子数は，
$$N = \frac{q}{e} = \frac{300 \text{ C}}{1.6 \times 10^{-19} \text{ C}} = 1.9 \times 10^{21} \text{ 個}$$

[第2章・問題2]
下図のような導線内を自由電子が平均の速さ v [m/s] で流れているとき，長さ v [m] の円筒 AB を考えると，断面 B 上にあった自由電子は1秒後に断面 A を通過することになる．導線中の自由電子の数を 1 m³ 当たり n 個，導線の断面積を S [m²] とし，電子1個の電気量を $-e$ [C] とすると，断面を1秒間に通過した電気量が電流の強さ I [A] となるので，
$$I = envS \qquad \text{(式A)}$$
となる．
この問題では，銅線の中を移動する自由電子の平均速度を求めるため，式Aより
$$v = \frac{I}{enS} = \frac{1.0}{1.6 \times 10^{-19} \times 8.5 \times 10^{28} \times 2 \times 10^{-6}}$$
$$= 3.7 \times 10^{-5} \text{ m/s}$$

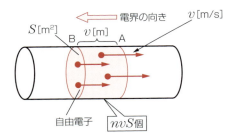

[第3章・問題1]
電圧は電流と抵抗の積であるから，致死電圧 V は，
$$V = I \cdot R = 0.1 \text{ A} \times 1000 \text{ Ω} = 100 \text{ V}$$

[第3章・問題2]
導電率は電気の流れやすさを表す物理量で，抵抗率の逆数であり，単位を [S・m⁻¹] で表す．
長さ l，断面積 S の抵抗値 R は物質の抵抗率 ρ を用いて，$R = \frac{\rho l}{S}$ で表すことができるため，
$$\sigma = \frac{1}{\rho} = \frac{1}{\frac{R \cdot S}{l}} = \frac{l}{R \cdot S} = \frac{l}{\frac{V}{I} \cdot S}$$
$$= \frac{1.0 \text{ m}}{\frac{2.0 \text{ V}}{4.0 \text{ A}} \times 1.0 \times 10^{-6} \text{ m}^2}$$
$$= 2.0 \times 10^6 \text{ S・m}^{-1}$$

[第3章・問題3]
問題の図を描き直すと，下図のように表せる．

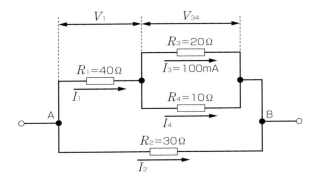

(1) R_4 を流れている電流 I_4 を求めるには，$R_3 \cdot R_4$ の並列部分の電圧 V_{34} を求めればよい．オームの法則より，
$$V_{34} = R_3 \cdot I_3 = 0.1 \text{ A} \times 20 \text{ Ω} = 2.0 \text{ V}$$
よって，R_4 を流れる電流 I_4 は，
$$I_4 = \frac{V_{34}}{R_4} = \frac{2.0 \text{ V}}{10 \text{ Ω}} = 0.2 \text{ A}$$
(2) AB 間の電位差 V_{AB} は，R_1 の電位差 V_1 と，$R_3 \cdot R_4$ の並列部分の電位差 V_{34} の合計となるため，
$$V_1 = R_1 \cdot I_1 = R_1 \cdot (I_3 + I_4) = 40 \text{ Ω} \times 0.3 \text{ A}$$
$$= 12 \text{ V}$$
よって，
$$V_{AB} = V_1 + V_{34} = 12 \text{ V} + 2.0 \text{ V} = 14 \text{ V}$$
(3) R_2 に流れている電流はオームの法則より，
$$I_2 = \frac{V_{AB}}{R_2} = \frac{14 \text{ V}}{30 \text{ Ω}} = 0.47 \text{ A}$$
(4) $R_3 \cdot R_4$ の並列部分の合成抵抗は，
$$R_{3/4} = \frac{20 \times 10}{20 + 10} = \frac{20}{3} \text{ Ω}$$
R_1 と $R_{3/4}$ の直列部分の合成抵抗は，
$$R_{134} = 40 + \frac{20}{3} = \frac{140}{3} \text{ Ω}$$

全体の合成抵抗は，

$$R_{ALL} = \frac{\frac{140}{3} \times 30}{\frac{140}{3} + 30} = \frac{1400}{\frac{230}{3}} = 18.3 \ \Omega$$

[第3章・問題4]

スイッチを閉じたときと，開いているときの回路全体の抵抗を考える．

スイッチが開いているとき（open）の全体の抵抗は，$R_1 = 1 \ \Omega$ と $R_2 = 2 \ \Omega$ の直列接続になるので，3 Ω となる．よって，流れる電流 I_{Open} [A] は，

$$I_{Open} = \frac{V}{R_1 + R_2} = \frac{V}{3} \ [A]$$

スイッチが閉じているとき（close）の全体の抵抗は，$R_1 = 1 \ \Omega$ と，$R_2 = 2 \ \Omega$・抵抗 R_3 [Ω] の並列接続との和になるので，全体の合成抵抗は，

$$R_{ALL} = R_1 + \frac{R_2 \times R_3}{R_2 + R_3} = 1 + \frac{2R_3}{2 + R_3} = \frac{2 + R_3 + 2R_3}{2 + R_3}$$

$$= \frac{2 + 3R_3}{2 + R_3} \ [\Omega] \ となる．$$

よって，流れる電流 I_{Close} [A] は，

$$I_{Close} = \frac{V}{\frac{2 + 3R_3}{2 + R_3}} = \frac{(2 + R_3)}{2 + 3R_3} V \ [A]$$

スイッチが閉じたときは閉じる前と比べて電流が2倍となるので，$I_{Close} = 2I_{Open}$ となり，それぞれ代入すると，

$$\frac{(2 + R_3)}{2 + 3R_3} V = \frac{2}{3} V \quad \therefore 2 + R_3 = \frac{2}{3} \times (2 + 3R_3)$$

$$\therefore R_3 = \frac{2}{3} \ \Omega$$

[第3章・問題5]

問題の図において，接続点Cを作り，ここに流れる電流の向きを，図（a）のように仮定し，接続点Cにおけるキルヒホッフの第1法則を適用する．

$$I_1 = I_2 + I_3 \quad \text{（式A）}$$

次に，閉回路Ⅰ，Ⅱにキルヒホッフの第2法則を適用する．

閉回路Ⅰより，$2I_1 + I_2 = 4$ （式B）
閉回路Ⅱより，$-I_2 + 4I_3 = -6$ （式C）
（式B）に（式A）を代入して，

$$2(I_2 + I_3) + I_2 = 4 \quad \therefore 3I_2 + 2I_3 = 4 \quad \text{（式D）}$$

（式C）と（式D）を用いて，電流 I_2, I_3 の連立方程式を解き，（式A）に代入すると，

$$I_1 = 1 \ A, \ I_2 = 2 \ A, \ I_3 = -1 \ A$$

となる．

電流 I_3 の向きが，はじめに仮定した向きと逆であるため，マイナスとなっている．

図（b）に，接続点Cにおける実際の電流の大きさと電流の向きを示した．

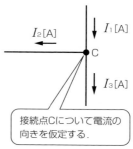

(a) 仮定した電流の向き

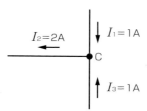

(b) 実際の電流の向きと大きさ

[第3章・問題6]

端子間に電圧を加えていると仮定して解く．

(1) FからHへの経路は3通りある．回路一番上の経路の合成抵抗（R_{Up}）は，$5.00 \ \Omega + 5.00 \ \Omega = 10.0 \ \Omega$ となる．中央の経路の抵抗（R_{Mi}）は，$5.00 \ \Omega$．下の経路の合成抵抗（R_{Lo}）も，上の経路と同様に $10.0 \ \Omega$ となる．これらが並列接続されているため，R_{FH} は，

$$\frac{1}{R_{FH}} = \frac{1}{R_{Up}} + \frac{1}{R_{Mi}} + \frac{1}{R_{Lo}} = \frac{1}{10.0} + \frac{1}{5.00} + \frac{1}{10.0}$$

$$= \frac{2}{5} \ \Omega \quad よって，R_{FH} = 2.50 \ \Omega$$

(2) R_{Up} と R_{Mi} の並列回路の合成抵抗は，$R_{UM} = 3.33 \ \Omega$．R_{FG} は（$R_{UM} + 5.00 \ \Omega$）と $5.00 \ \Omega$ の並列接続となるため，

$$R_{FG} = \frac{(5.00 + 3.33) \times 5.00}{(5.00 + 3.33) + 5.00} = 3.12 \ \Omega$$

第3章・問題7

抵抗R_2とテスタの内部抵抗rが並列接続となり，これら2つの抵抗が抵抗R_1に直列に接続されていることから，直並列回路として考える．

(1) アナログテスタで測定した電圧の表示値は，抵抗R_1と並列接続となっている抵抗R_2とテスタの内部抵抗rとの分圧比を用いて，

$$\frac{\frac{R_2 \cdot r}{R_2 + r}}{R_1 + \frac{R_2 \cdot r}{R_2 + r}} \times E = \frac{\frac{100\text{k} \cdot 100\text{k}}{100\text{k} + 100\text{k}}}{50\text{k} + \frac{100\text{k} \cdot 100\text{k}}{100\text{k} + 100\text{k}}} \times 60$$

$$= \frac{50}{50 + 50} \times 60 = 30 \text{ V}$$

(2) 理論値と比べた場合の誤差は，アナログテスタを抵抗R_2との両端に接続しないときの，抵抗R_2両端の電圧降下V_2を考える．

$$V_2 = \frac{100\text{ k}}{50\text{ k} + 100\text{ k}} \times 60 = 40 \text{ V}$$

よって，理論値（真値）は40 Vとなるので，(1)で求めたアナログテスタで測定したときの抵抗R_2両端の電圧降下30 Vとの誤差率［%］は，

$$誤差率 = \frac{測定値 - 真値}{真値} \times 100$$

$$= \frac{30 - 40}{40} \times 100 = -25\%$$

第3章・問題8

図のような回路を用いる．スイッチKを電圧側に入れたとき，15 Vを加えたときに5 mA流れるように分圧器の抵抗rを求めると，

$$5 \times 10^{-3}(5 + r) = 15 \quad \therefore r = 2995 \text{ Ω}$$

次に，電流計ではスイッチKを電流側に入れる．このとき，0.1 Aが電流計にて5 mA（= 0.005 A），分流器Sに$(0.1 - 0.005)$A流れるように分流器$S[Ω]$を求める．

$$S(0.1 - 5 \times 10^{-3}) = 5 \times 5 \times 10^{-3}$$

$$\therefore S = \frac{5 \times 5 \times 10^{-3}}{0.1 - 5 \times 10^{-3}} \approx 0.26 \text{ Ω}$$

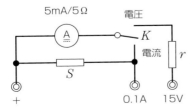

第3章・問題9

回路の全抵抗は，$R_{ALL} = R + r_1 + r_2$，流れる電流Iは，

$$I = \frac{2E}{R + r_1 + r_2} \quad \text{（式A）}$$

各々の電池の端子間電圧は，$V = E - Ir$

端子間電圧が0 Vになるのは，内部抵抗の大きな電池（= 内部抵抗r_1）である．

よって，$V_1 = E - Ir_1 = 0 \quad \therefore E = Ir_1$ （式B）

（式A）より，$R = \frac{2E}{I} - (r_1 + r_2)$ （式C）

（式C）に（式B）を代入すると，

$$R = \frac{2Ir_1}{I} - (r_1 + r_2) = 2r_1 - (r_1 + r_2) = r_1 - r_2$$

第4章・問題1

(1) 抵抗と電流が分かっているので，電圧は
$V = RI = 100 \text{ V}$

(2) 20℃の水1000 gを100℃にするために必要な熱量は，
$4.18 \text{ J/gK} \times 1000 \text{ g} \times 80 \text{ K} = 334400 \text{ J}$

電熱線が発生するジュール熱は
$H = I^2 Rt$

なので，100℃にするまでの時間の式をたてると，
$t = 334400/0.5^2 \times 200 = 6688 \text{ s}$

となる．

(3) 電力量はジュール熱と同じものなので，
$W = 334400 \text{ J}$

(4) 電量は単位時間当たりの電力量なので，
$P = \frac{W}{t} = 50 \text{ W}$

第4章・問題2

各電化製品の電力が分かっているので，

$$I_{ポット} = \frac{900 \text{ W}}{100 \text{ V}} = 9 \text{ A}$$

$$I_{ドライヤー} = \frac{1200 \text{ W}}{100 \text{ V}} = 12 \text{ A}$$

$$I_{オーブントースター} = \frac{1000 \text{ W}}{100 \text{ V}} = 10 \text{ A}$$

同時に使用すると，31 Aの電流が電源タップを流れる．一般的に売られている電源タップは，最大電流が15 A程度のものがほとんどであるから，このような使用方法は大変に危険であることを知ってもらいたい．

第4章・問題3

負荷抵抗 $R=$ 内部抵抗 r とすることによって，負荷に最も大きな電力 $E^2/4r$ を取り出すことができる．$r/2$, $2r$ を式（4-8）に代入すると，ともに $E^2/4.5r$ となり，最大供給電力の約0.89倍となる．

$$P_{0.5} = \frac{0.5r}{(r+0.5r)^2}E^2 = \frac{2E^2}{9r} = \frac{E^2}{4.5r}$$

$$P_2 = \frac{2r}{(r+2r)^2}E^2 = \frac{2E^2}{9r} = \frac{E^2}{4.5r}$$

第5章・問題1

① $\omega t = 314t$ より，

$\omega = 314$ rad/s

② $2\pi f = 314$ より

$$f = \frac{314}{2 \times 3.14}$$

$$= 50\text{Hz}$$

③ $T = \dfrac{1}{f}$ より

$$= \frac{1}{50}$$

$$= 0.02 \text{ s}$$

第5章・問題2

(1) 最大値　141 V

(2) 実効値　$\dfrac{141}{\sqrt{2}} = 100$ V

(3) 平均値　$\dfrac{2}{\pi} \times 141 \fallingdotseq 89.8$ V

(4) 波高率　$\dfrac{141}{100} = 1.41$

(5) 波形率　$\dfrac{100}{89.8} = 1.11$

(6) 角周波数　$\omega = 120\pi$

(7) 周波数　$2\pi f = 120\pi$ より
$$f = 60 \text{ Hz}$$

(8) 周期　$T = \dfrac{1}{f}$

$$= \frac{1}{60}$$

$$\fallingdotseq 0.017 \text{ s}$$

(9) 位相　$\dfrac{\pi}{2}$

第5章・問題3

① 波形率 $= \dfrac{\text{実効値}}{\text{平均値}}$ より，

実効値 $=$ 波形率×平均値
したがって，

実効値 $= 10$ V $\times 1.15 = 11.5$ V

② 波高率 $= \dfrac{\text{最大値}}{\text{実効値}}$ より

最大値 $=$ 波高率×実効値
したがって，

最大値 $= 11.5$ V $\times 1.73 = 19.895$

$$\fallingdotseq 19.9 \text{ V}$$

第5章・問題4

ベクトル図より
$$Z = \sqrt{10^2 + 10^2}$$
$$= 10\sqrt{2} \ \Omega$$

位相 $\varphi = \tan^{-1}\left(\dfrac{10}{10}\right) = \dfrac{\pi}{4}$

したがって，

$e = z \cdot i$

$$= 10\sqrt{2} \times 10\sqrt{2} \sin\left(\omega t + \frac{\pi}{4}\right)$$

$$= 200 \sin\left(\omega t + \frac{\pi}{4}\right) \ [\text{V}]$$

第5章・問題5

ベクトル図より
$$Z = \sqrt{17.3^2 + 10^2}$$
$$\fallingdotseq 20 \ \Omega$$

位相 $\varphi = \tan^{-1}\left(\dfrac{17.3}{10}\right) = \dfrac{\pi}{3}$

したがって

$e = z \cdot i$

$$= 20 \times \sqrt{2} \cdot 5 \sin\left(\omega t - \frac{\pi}{3}\right)$$

$$= 141 \sin\left(\omega t - \frac{\pi}{3}\right) \ [\text{V}]$$

第5章・問題6

直流電圧100 Vを加えたとき，電流が2.5 A流れるので抵抗 R の値は，

$$R = \frac{100 \text{ V}}{2.5 \text{ A}} = 40 \ \Omega$$

ベクトル図（第5章・問題4）

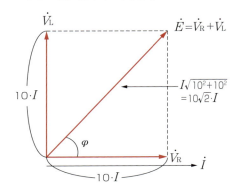

ベクトル図（第5章・問題5）

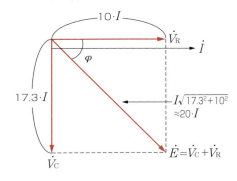

波形図（第5章・問題4）

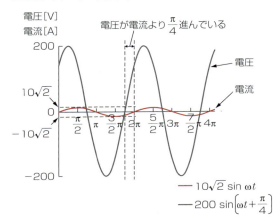

波形図（第5章・問題5）

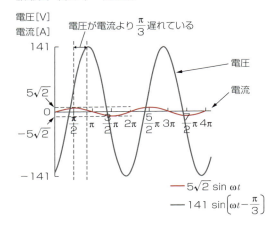

次に，交流電圧100 Vを加えたとき，電流が2.0 A流れるので回路のインピーダンスZの値は，

$$Z = \frac{100 \text{ V}}{2 \text{ A}} = 50 \text{ }\Omega$$

これより，インダクタのリアクタンスX_Lの値は，
$X_L = \sqrt{50^2 - 40^2} = 30 \text{ }\Omega$

したがって，$X_L = 2\pi f L$ より

$$L = \frac{X_L}{2\pi f} = \frac{30 \text{ }\Omega}{2 \times 3.14 \text{ rad/s} \times 50 \text{ Hz}}$$
$$\fallingdotseq 0.096 \text{ H}$$

第5章・問題7

(1) $X_L = 2\pi f L$
$= 2\pi \times 1 \times 10^3 \times 5.3 \times 10^{-3}$
$= 10.6\pi$
$\fallingdotseq 33.3 \text{ }\Omega$

(2) $X_C = \dfrac{1}{2\pi f C}$

$= \dfrac{1}{2\pi \times 1 \times 10^3 \times 5.6 \times 10^{-6}}$

$= \dfrac{1}{11.2\pi} \times 10^3$

$\fallingdotseq 28.4 \text{ }\Omega$

(3) $Z = \sqrt{R^2 + (X_L - X_C)^2}$
$= \sqrt{10^2 + (33.3 - 28.4)^2}$
$= \sqrt{10^2 + 4.9^2}$
$= \sqrt{124.01}$
$\fallingdotseq 11.1 \text{ }\Omega$

(4) $I = \dfrac{\dfrac{10}{\sqrt{2}}}{Z}$

$= \dfrac{10}{11.1\sqrt{2}}$

≒ 0.64 A

(5) $V_R = I \cdot R$
  $= 0.64 \times 10$
  $= 6.4$ V

(6) $V_L = I \cdot X_L$
  $= 0.64 \times 33.3$
  ≒ 21.3 V

(7) $V_C = I \cdot X_C$
  $= 0.64 \times 28.4$
  ≒ 18.2 V

(8) $\varphi = \tan^{-1} \dfrac{X_L - X_C}{R}$
  $= \tan^{-1} \dfrac{4.9}{10}$
  ≒ 0.456 rad
  $= 26.2°$

(9) ベクトル図

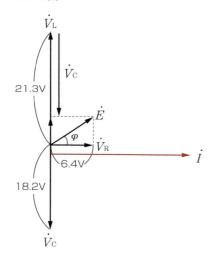

[第5章・問題8]
ベクトル図

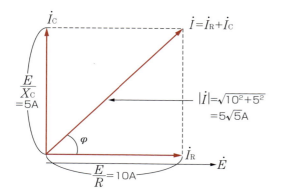

全電流を $\dot{I}$, 抵抗 R に流れる電流を $\dot{I}_R$, キャパシタに流れる電流を $\dot{I}_C$ とする.

$\dot{I}_R = \dfrac{100 \text{ V}}{10 \text{ Ω}} = 10$ A

$\dot{I}_C = \dfrac{100 \text{ V}}{20 \text{ Ω}} = 5$ A

$\dot{I} = \dot{I}_R + \dot{I}_C$ より
$I = |\dot{I}| = \sqrt{10^2 + 5^2} = 5\sqrt{5}$ A

インピーダンス
$Z = \dfrac{100 \text{ V}}{5\sqrt{5} \text{ A}} = \dfrac{20 \text{ V}}{\sqrt{5} \text{ A}} = \dfrac{20\sqrt{5} \text{ V}}{\sqrt{5} \cdot \sqrt{5} \text{ A}}$
  $= 4\sqrt{5}$ Ω
  ≒ 8.94 Ω

[第5章・問題9]
全電流を $\dot{I}$, 抵抗 R に流れる電流を $\dot{I}_R$, インダクタに流れる電流を $\dot{I}_L$ とする.

ベクトル図

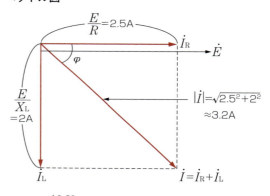

$\dot{I}_R = \dfrac{10 \text{ V}}{4 \text{ Ω}} = 2.5$ A

$\dot{I}_L = \dfrac{10 \text{ V}}{5 \text{ Ω}} = 2$ A

$\dot{I} = \dot{I}_R + \dot{I}_L$ より
$I = |\dot{I}| = \sqrt{2.5^2 + 2^2} = \sqrt{10.25}$ A
  ≒ 3.2 A

[第5章・問題10]
(1) $I_R = \dfrac{\frac{10}{\sqrt{2}}}{10}$
  ≒ 0.707 A

(2) $I_L = \dfrac{E}{X_L}$

$$= \frac{10}{\frac{\sqrt{2}}{33.3}}$$

$$= \frac{10}{33.3\sqrt{2}}$$

$$\fallingdotseq 0.212 \text{ A}$$

(3) $I_C = \dfrac{E}{X_C}$

$$= \frac{10}{\frac{\sqrt{2}}{28.4}}$$

$$= \frac{10}{28.4\sqrt{2}}$$

$$\fallingdotseq 0.249 \text{ A}$$

(4) $I = \sqrt{I_R{}^2 + (I_C - I_L)^2}$
$= \sqrt{0.707^2 + (0.249 - 0.212)^2}$
$= \sqrt{0.707^2 + 0.037^2}$
$\fallingdotseq 0.708 \text{ A}$

(5) $\varphi = \tan^{-1}\left(\dfrac{I_C - I_L}{I_R}\right)$

$= \tan^{-1}\left(\dfrac{0.037}{0.707}\right)$

$\fallingdotseq 0.052 \text{ rad}$
$= 3°$

(6) ベクトル図

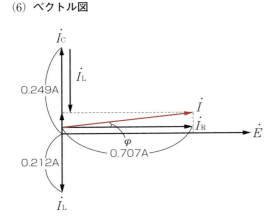

第5章・問題11

複素インピーダンス $\dot{Z}$ とすると
$\dot{Z} = 16 + j12$
したがって,
$\dot{I} = \dfrac{\dot{E}}{\dot{Z}}$

ベクトル図（複素平面）（第5章・問題11）

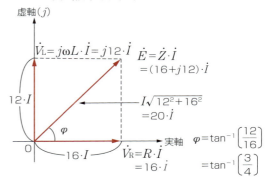

$$= \frac{100}{16 + j12} = \frac{100(16 - j12)}{(16 + j12)(16 - j12)}$$

$$= \frac{1600 - j1200}{(256 + 144)}$$

$$= 4 - j3$$

$I = |\dot{I}| = \sqrt{4^2 + (-3)^2}$
$= \sqrt{25}$
$= 5 \text{ A}$

第5章・問題12

$\dot{V} = (8 + j6)(3 - j4)$
$= (24 - j32 + j18 + 24)$
$= 48 - j14 \text{ V}$
$V = |\dot{V}| = \sqrt{48^2 + (-14)^2}$
$= \sqrt{2500}$
$= 50 \text{ V}$

第5章・問題13

(1) $\dot{Z} = 40 + j60 - j30$
$= 40 + j30 \text{ [Ω]}$

(2) $\dot{I} = \dfrac{\dot{E}}{\dot{Z}}$

$= \dfrac{100}{40 + j30} = \dfrac{100(40 - j30)}{(40 + j30)(40 - j30)}$

$= \dfrac{4000 - j3000}{(1600 + 900)} = \dfrac{8 - j6}{5}$

$= 1.6 - j1.2 \text{ [A]}$

(3) $\varphi = \tan^{-1}\left(\dfrac{1.2}{1.6}\right)$ [rad]

$\fallingdotseq 0.644 \text{ rad}$
$= 36.9°$

(4) $\dot{V}_R = (1.6 - j1.2) \times 40$
$= 64 - j48$ [V]

(5) $\dot{V}_L = (1.6 - j1.2) \times (j60)$
$= 72 + j96$ [V]

(6) $\dot{V}_C = (1.6 - j1.2) \times (-j30)$
$= -36 - j48$ [V]

第5章・問題14

回路の複素インピーダンス $\dot{Z}$

$\dot{Z} = 20 + \dfrac{(j10) \times (-j5)}{(j10) + (-j5)} = 20 + \dfrac{50}{j5}$

$= 20 - j10$

したがって,

$\dot{I}_R = \dfrac{100}{20 - j10} = \dfrac{100(20 + j10)}{(20 - j10)(20 + j10)}$

$= \dfrac{2000 + j1000}{(400 + 100)}$

$= 4 + j2$ [A]

$\dot{I}_L = \dot{I}_R \times \dfrac{(-j5)}{(j10) + (-j5)} = \dfrac{(4 + j2)(-j5)}{j5}$

$= \dfrac{10 - j20}{j5}$

$= -4 - j2$ [A]

$\dot{I}_C = \dot{I}_R \times \dfrac{(j10)}{(j10) + (-j5)} = \dfrac{(4 + j2)(j10)}{j5}$

$= 8 + j4$ [A]

または,

$\dot{I}_R = \dot{I}_C + \dot{I}_L$ より

$\dot{I}_C = \dot{I}_R - \dot{I}_L$

$= (4 + j2) - (-4 - j2)$

$= 8 + j4$ [A]

第5章・問題15

$\dot{I} = \dot{Y} \cdot \dot{E}$

$= (0.12 - j0.16) \times 100$

$= 12 - j16$ [V]

したがって,

$|\dot{I}| = \sqrt{12^2 + (-16)^2}$

$= \sqrt{144 + 256}$

$= 20$ A

第5章・問題16

回路のアドミタンス $\dot{Y}$ を求める.

$\dot{Y} = \dfrac{1}{R} + \dfrac{1}{jX_L} + \dfrac{1}{(-jX_C)}$

$= \dfrac{1}{R} - j\left(\dfrac{1}{X_L} - \dfrac{1}{X_C}\right)$

$= \dfrac{1}{20} - j\left(\dfrac{1}{20} - \dfrac{1}{50}\right)$

$= 0.05 - j0.03$ [S]

$\dot{I}_R = \dfrac{\dot{E}}{R}$

$= \dfrac{100}{20}$

$= 5$ A

$\dot{I}_L = \dfrac{100}{j20}$

$= -j\dfrac{100}{20}$

$= -j5$ A

$\dot{I}_C = \dfrac{100}{-j50} = \dfrac{2}{-j}$

$= \dfrac{2}{-j} \times \dfrac{j}{j}$

$= j2$ A

したがって,

$\dot{I} = \dot{I}_R + \dot{I}_L + \dot{I}_C$

$= 5 - j5 + j2$

$= 5 - j3$ [A]

または,

$\dot{I} = \dot{Y}\dot{E}$

$= (0.05 - j0.03) \times 100$

$= 5 - j3$

第5章・問題17

(1) $fr = \dfrac{1}{2\pi\sqrt{LC}}$ より

$= \dfrac{1}{2\pi\sqrt{10 \times 10^{-3} \times 1 \times 10^{-6}}} = \dfrac{1}{2\pi\sqrt{10^{-8}}}$

$= \dfrac{1}{6.28} \times 10^4$

$\fallingdotseq 1592$ Hz

(2) $Ir = \dfrac{10 \text{ V}}{20 \ \Omega} = 0.5$ A

178　章末問題　解答

(3) $Q = \dfrac{2\pi frL}{R} = \dfrac{2 \times 3.14 \times 1592 \times 0.01}{20}$

   $= 4.999$

   $\fallingdotseq 5$

(4) $B = \dfrac{fr}{Q} = \dfrac{1592}{5}$

   $\fallingdotseq 318 \text{ Hz}$

(5) $V_R = R \cdot Ir = 0.5 \text{ A} \times 20 \text{ Ω} = 10 \text{ V}$
(6) $V_L = Q \cdot E = 5 \times 10 \text{ V} = 50 \text{ V}$
(7) $V_C = Q \cdot E = 5 \times 10 \text{ V} = 50 \text{ V}$

第5章・問題18

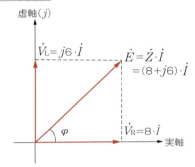

回路のインピーダンス$\dot{Z}$および電流$\dot{I}$を求める

$\dot{Z} = 8 + j6 \rightarrow$ 力率 $= \cos\varphi = \dfrac{8}{\sqrt{8^2+6^2}} = 0.8$

$\dot{I} = \dfrac{100}{8+j6} = \dfrac{100(8-j6)}{(8+j6)(8-j6)} = \dfrac{800-j600}{100}$

   $= 8 - j6$

$I = |\dot{I}| = \sqrt{8^2 + (-6)^2}$

   $= \sqrt{100}$

   $= 10 \text{ A}$

したがって，

$P = EI\cos\varphi = 10 \text{ A} \times 100 \text{ V} \times 0.8$

   $= 800 \text{ W}$

もしくは，

$P = I^2R = 10^2 \times 8$

   $= 800 \text{ W}$

第5章・問題19

(1) $P = E \cdot I\cos\varphi$ より，

   $\cos\varphi = \dfrac{P}{E \cdot I}$

   $= \dfrac{270}{100 \times 3}$

   $= 0.9$

(2) 皮相電力 S

   $S = 100 \times 3$

   $= 300 \text{ VA}$

(3) 無効電力 Q

   $S^2 = P^2 + Q^2$ より，

   $Q = \sqrt{S^2 - P^2}$

   $= \sqrt{300^2 - 270^2}$

   $= \sqrt{17100}$

   $\fallingdotseq 131 \text{ var}$

第6章・問題1

(1) $\tau = C \cdot R$ より

   $\tau = 1 \times 10^{-6} \times 3.2 \times 10^6$

   $= 3.2 \text{ s}$

(2) $f_{CL} = \dfrac{1}{2\pi CR}$ より

   $f_{CL} = \dfrac{1}{2 \times 3.14 \times 3.2}$

   $= \dfrac{1}{20.096}$

   $\fallingdotseq 0.05 \text{ Hz}$

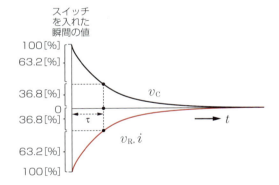

(3) 時定数分経過したときの出力は，入力電圧を加えた瞬間の基準電圧より63.2%減少する．したがって，

   出力電圧 $= 1 \text{ V} \times (1 - 0.632) = 0.368 \text{ V}$

(4) 正弦波応答における遮断周波数における入力と出力の関係は，出力電圧 $= \dfrac{1}{\sqrt{2}} \times$ 入力電圧となる．

したがって，

   出力電圧 $= \dfrac{1}{\sqrt{2}} \times 1 \text{ V}_{P-P} = 0.707 \text{ V}$

(5) 入力のパルス幅に対して時定数τを十分小さくする．

第6章・問題2

(1) $i_R = \dfrac{E}{R}$ より

$i_R = \dfrac{20\text{ V}}{100\text{ }\Omega} = 0.2\text{ A}$

$v_R = 0.2 \times 20 = 20\text{ V}$

$v_C = 0\text{ V}$

(2) 時定数 $\tau = 100 \times 22{,}000 \times 10^{-6}$
$= 2.2\text{ s}$

(3) 時定数 τ での v_R は，入力電圧の36.8%，v_C は63.2%になる．

$v_R = 20\text{ V} \times (1 - 0.632) = 7.36\text{ V}$

$v_C = 20\text{ V} \times 0.632 = 12.64\text{ V}$

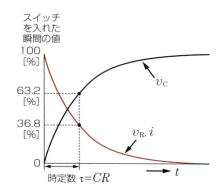

索　引

和文索引

あ
アース ……………………… 18, 75
アドミタンス ………………… 97
アドミタンス値 ……………… 112
アルカリ乾電池 …………… 51, 52
アンペア …………………… 15
アンペールの法則 ………… 15

い
イオン ……………………… 6
インダクタ …………… 19, 90, 92
インダクタンス …………… 92
インピーダンス ………… 97, 100
インピーダンス角 ………… 100
インピーダンス値 ………… 112
位相 ………………………… 82
位相差 ……………………… 82
位置エネルギー …………… 62
一次電池 …………………… 51
引力 ………………………… 5
陰イオン …………………… 6

え
エネルギー ………………… 61
エボルタ電池 ……………… 55

お
オームの法則 ……………… 22
オーム計 …………………… 39

か
ガルヴァーニ電池 ………… 23
化学電池 …………………… 51
過渡現象 ………………… 134, 137
回路 ………………………… 20
開放 ………………………… 37
角周波数 …………………… 81
角速度 …………………… 80, 81

き
重ねの理 …………………… 36
感電 ………………………… 72

き
キャパシタ ………… 19, 90, 94
キルヒホッフの法則 ……… 33
記号法 …………………… 110, 111
起電力 ……………………… 14
基準端子 …………………… 75
逆ベクトル ………………… 89
許容電力 …………………… 65
共振 ……………………… 117
共振回路 ………………… 117
共振曲線 ………………… 117
極表示 …………………… 111

く
クーロン ………………… 5, 15
グランド …………………… 18

け
系統接地 …………………… 71
検流器 ……………………… 42
原子核 ……………………… 6

こ
コイル ……………………… 19
コンセント ………………… 71
コンダクタンス …………… 23
コンデンサ ………………… 19
小型携帯用電圧・電流計 … 44
弧度法 ……………………… 80
交流 …………………… 70, 76
交流回路 …………………… 75
交流電圧 …………………… 76
交流電源 ………………… 14, 76
交流電流 …………………… 14
高域通過フィルタ ………… 131
合成抵抗 ……………… 27, 30, 31

さ
最大供給電力 ……………… 68
最大値 ……………………… 79
三角波 ……………………… 77

し
ジュールの法則 …………… 63
ジュール熱 ……………… 21, 63
仕事 ………………………… 61
仕事率 ……………………… 65
自由電子 …………………… 63
時定数 …………………… 138
実効値 ……………… 79, 84, 86
周期 ………………………… 80
周波数 ……………………… 80
周波数帯幅 ……………… 120
瞬時値 ……………………… 79
瞬時電力 ………………… 121
商用交流電源 ……………… 77
真空放電 …………………… 8

す
スカラー量 ………………… 87

せ
ゼロオーム調整 …………… 39
正弦波 …………………… 77, 89
正弦波交流 ………………… 79
静電気 …………………… 5, 9
静電誘導 …………………… 7
静電容量 …………………… 94
整合負荷 …………………… 69
斥力 ………………………… 5
接地 …………………… 18, 75
選択度 …………………… 120

そ
送電 ………………………… 69
送配電 ……………………… 69
送配電効率 ………………… 69

索　引　　181

た

太陽電池 ················· 51
帯域通過フィルタ ·········· 131
帯電 ··················· 5
短絡 ················· 37, 42

ち

直流 ·················· 76
直流回路 ················ 13
直流電圧 ·············· 44, 75
直流電源 ················ 13
直流電流 ··········· 13, 46, 77
直列回路 ······· 20, 28, 29, 98
直列共振 ··············· 118
直列共振回路 ············· 117
直列接続 ·············· 28, 53
直列抵抗器 ··············· 45

て

テブナンの定理 ·········· 37, 38
ディジタルテスタ ··········· 44
ディジタルマルチメータ ······· 44
低域遮断周波数 ············ 132
低域通過フィルタ ··········· 131
抵抗 ················ 17, 90
抵抗器 ················· 15
抵抗測定モード ············· 38
定常状態 ··············· 135
電圧 ················ 16, 22
電圧計 ················· 41
電圧源 ················· 37
電圧降下 ················ 26
電圧・電流計法 ·········· 38, 40
電位 ················ 17, 26
電位差 ··············· 17, 26
電荷 ··················· 5
電荷の法則 ················ 5
電気 ··················· 1
電気メス ················ 64
電気回路 ·············· 19, 22
電気角 ················· 81
電気現象 ··············· 1, 2
電気抵抗 ················ 25
電気量 ·················· 5

電気量保存の法則 ············· 6
電源コンセント ············· 78
電源電圧 ················ 14
電子 ··················· 6
電子回路 ················ 22
電池 ·················· 51
電流 ············· 13, 14, 16, 22
電流計 ················· 41
電流制限器 ··············· 70
電流則 ················· 33
電力 ·················· 65
電力量 ··············· 65, 66

と

トランス ················ 70
度数法 ················· 80
同相 ·················· 91
同調回路 ··············· 117
導体 ··············· 7, 9, 24

な

内部抵抗 ·············· 44, 68

に

ニッケル・カドミウム蓄電池 ····· 55
二次電池 ················ 51

ね

熱 ··················· 62
熱運動 ················· 62
熱量 ·················· 62

の

のこぎり波 ··············· 77

は

ハイパスフィルタ ········· 131, 132
バイメタル ··············· 28
バンドパスフィルタ ·········· 131
波形率 ················· 86
波高率 ················· 86
馬力 ·················· 61
配電 ·················· 69
配電用遮断器 ·············· 70

倍率器 ················· 45
半導体 ················ 9, 24

ひ

ピークツーピーク値 ·········· 79
ひずみ波交流 ·············· 77
比例 ·················· 23
皮相電力 ··············· 125
非正弦波交流 ·············· 77
非接地配線方式 ············· 72

ふ

フィルタ ················ 131
フローティング ············· 72
ブリッジ ················ 42
ブリッジ回路 ·············· 42
ブリッジ法 ··············· 38
プラグ ················· 71
不導体 ················ 7, 24
複素アドミタンス ··········· 112
複素インピーダンス ·········· 112
物理電池 ················ 51
分圧器 ················· 45
分電盤 ················· 70
分流器 ················· 47

へ

ベクトルの極表示 ··········· 110
ベクトル図 ··············· 88
ベクトル表示 ·············· 88
ベクトル表示法 ············· 89
ベクトル量 ··············· 87
平均値 ············· 79, 83, 84
平衡 ·················· 42
平衡辺 ················· 43
並列回路 ·············· 20, 30
並列共振 ··············· 120
並列共振回路 ············· 121
並列接続 ··········· 28, 30, 53
閉回路 ················· 20
変圧器 ················· 70
偏角 ·················· 88

182　索　引

ほ

ホイートストンブリッジ回路 ······ 42
ポテンシャルエネルギー ··········· 62
方形波 ······························· 77
方形波パルス ····················· 140
放電 ·································· 8
放電電流 ·························· 139

ま

マインドマップ ··············· 1, 3, 4
マンガン乾電池 ··············· 51, 52

み

脈流 ································ 76

む

無効電力 ························· 125
無効率 ··························· 125

ゆ

有効電力 ························· 125
誘導リアクタンス ············ 92, 96

よ

容量リアクタンス ············ 94, 96
陽イオン ··························· 6

り

リアクタンス ····················· 96
リチウムイオン蓄電池 ··········· 52

ろ

ローパスフィルタ ·········· 131, 133
漏電 ································ 72
漏電遮断器 ······················ 70

わ

和分の積 ··························· 31

欧文索引

数字

1周波 ····························· 80
2極接地極付コンセント ··········· 71
3Pコンセント ···················· 71

A

AC ··························· 14, 76
average value ····················· 83

B

band pass filter ················· 131
BPF ····························· 131

C

capacitance ······················ 94
CR 回路 ························· 131

D

DC ··························· 14, 77

E

high pass filter ·················· 131
HPF ····························· 131

I

inductance ······················· 92
inductor ·························· 92

L

low pass filter ·················· 131
LPF ····························· 131

M

mean value ······················ 83

P

principle of superposition ········· 36

Q

Q ····························· 118
qualityfactor ····················· 118

R

RC 直列回路 ···················· 100
RC 並列回路 ···················· 106
RLC 直列回路 ············· 101, 117
RLC 並列回路 ·················· 106
RL 直列回路 ····················· 98
RL 並列回路 ···················· 104
root mean square value ··········· 84

【編者略歴】

戸 畑 裕 志

1978 年　福岡大学工学部電子工学科卒業
1978 年　久留米大学病院中央手術部勤務
2000 年　久留米大学病院臨床工学センター技師長
2007 年　九州保健福祉大学保健科学部臨床工学科教授
2010 年　杏林大学保健学部臨床工学科教授
2011 年　九州保健福祉大学（現：九州医療科学大学）保健科学部臨床工学科教授
2020 年　九州保健福祉大学生命医科学部生命医科学科特任教授
　　　　　現在に至る　臨床工学技士，博士（医学）

中 島 章 夫

1991 年　慶應義塾大学理工学部電気工学科卒業
1993 年　慶應義塾大学大学院理工学研究科電気工学専攻前期博士課程修了
1993 年　防衛医科大学校医用電子工学講座助手
1999 年　日本工学院専門学校臨床工学科科長
2006 年　東京女子医科大学大学院医学研究科先端生命医科学系専攻後期博士課程修了
2006 年　杏林大学保健学部臨床工学科助教授（先端臨床工学研究室）
2007 年　杏林大学保健学部臨床工学科准教授
2020 年　杏林大学保健学部臨床工学科教授
　　　　　現在に至る博士（医学）

福 長 一 義

1995 年　日本工学院専門学校臨床工学科卒業（臨床工学技士）
1998 年　東京電機大学工学部電子工学科（飛び級）
2000 年　東京電機大学理工学部博士前期課程修了（応用電子工学専攻）
2003 年　東京電機大学理工学部博士後期課程修了（応用システム工学専攻）
2003 年　東京電機大学フロンティア共同研究センター助手
2006 年　杏林大学保健学部臨床工学科助手
2008 年　杏林大学保健学部臨床工学科講師
2012 年　杏林大学保健学部臨床工学科准教授
2018 年　杏林大学保健学部臨床工学科教授
　　　　　現在に至る博士（工学）

最新臨床工学講座
医用電気工学 1　　　　　ISBN978-4-263-73468-1

2025年3月10日　第1版第1刷発行

監修　一般社団法人
　　　日本臨床工学技士
　　　教育施設協議会

編集　戸　畑　裕　志
　　　中　島　章　夫
　　　福　長　一　義

発行者　白　石　泰　夫

発行所　医歯薬出版株式会社
〒113-8612　東京都文京区本駒込1-7-10
TEL．(03) 5395-7620（編集）・7616（販売）
FAX．(03) 5395-7603（編集）・8563（販売）
https://www.ishiyaku.co.jp/
郵便振替番号　00190-5-13816

乱丁，落丁の際はお取り替えいたします．　　　　　印刷・製本／壮光舎印刷
Ⓒ Ishiyaku Publishers, Inc., 2025. Printed in Japan

本書の複製権・翻訳権・翻案権・上映権・譲渡権・貸与権・公衆送信権（送信可能化権を含む）・口述権は，医歯薬出版(株)が保有します．

本書を無断で複製する行為（コピー，スキャン，デジタルデータ化など）は，「私的使用のための複製」などの著作権法上の限られた例外を除き禁じられています．また私的使用に該当する場合であっても，請負業者等の第三者に依頼し上記の行為を行うことは違法となります．

JCOPY ＜出版者著作権管理機構 委託出版物＞

本書をコピーやスキャン等により複製される場合は，そのつど事前に出版者著作権管理機構（電話03-5244-5088, FAX 03-5244-5089, e-mail:info@jcopy.or.jp）の許諾を得てください．